mark

這個系列標記的是一些人、一些事件與活動。

mark 175

愛人的樣子

愛滋感染者伴侶親友訪談故事集

作　　者　台灣同志諮詢熱線協會
訪談編輯　喀飛

責任編輯　林盈志
封面設計　林育鋒
內頁排版　江宜蔚
校　　對　呂佳真

出　　版　大塊文化出版股份有限公司
www.locuspublishing.com
105022台北市松山區南京東路四段25號11樓
讀者服務專線：0800-006689
TEL：(02) 87123898　FAX：(02)87123897
郵撥帳號：18955675
戶名：大塊文化出版股份有限公司
法律顧問：董安丹律師、顧慕堯律師

總 經 銷　大和書報圖書股份有限公司
地址：新北市新莊區五工五路2號
TEL：(02) 89902588　FAX：(02) 22901658

初版一刷：2022年10月25日
定價：新台幣360元
ISBN：978-626-7206-25-6

愛人的樣子

THE WAY WE LOVE

The Stories of Partners, Relatives, and Friends of People Living with HIV

愛滋感染者伴侶親友訪談故事集

台灣同志諮詢熱線協會
Taiwan Tongzhi (LGBTQ+) Hotline Association
——— 著

目次

【愛滋感染者伴侶親友訪談計畫緣起】

用更多角度理解愛滋的影響

撰文／江蘊生（訪談計畫發起人）

愛滋的汙名，讓感染者在社會各處受到歧視，無法言說自己的身分。例如，害怕同儕會因此而排擠自己，不知道喜歡的對象是否願意接受自己是個感染者，更害怕家人親友會因為感染而心生芥蒂。這是在台灣愛滋感染者所面臨的現況，對於愛滋不敢開口談論，讓汙名的存在更嚴重，也加深了感染者的困境。

問題是，愛滋是否真的如此恐怖？我們習以為常看待愛滋的方式是否早就已經不符合愛滋的現狀？現代愛滋感染的狀況，透過醫療藥物，已經可以有效控制感染者體內的病毒量，藉此避免發病，也不具有傳染他人的風險。但是在醫療狀況已經可以妥善控制愛滋的情況下，我們仍然恐懼愛滋，無論被感染的對象是伴侶、親人、朋友，或是自己。

也因為對於愛滋的恐懼一直未曾消失，讓社會對於愛滋議題的言說變得困難，在無法「說清楚」愛滋感染究竟是怎麼回事的狀況下，感染愛滋後的生活，在大眾眼中可能仍然停留在過去醫療尚未能妥善控制愛滋的樣子。因此，透過故事的撰寫與理解，讓社會大眾看到感染愛滋後的樣貌，感染者親自現身說法，描繪出感染者的生活現況，以及生活中所面臨的汙名與歧視。

在愛滋工作的過程中我們理解，需要更多的故事與例子，讓社會大眾破除對感染者的疑慮，我們希望透過不同的方式、角度來撰寫故事，讓愛滋感染者的故事不再只限於感染者身上。因為感染者有自己的人際網絡，可能多少會有身邊的親友知道感染者的身分，這些人或多或少都在與感染者一起編寫愛滋的故事，只是因為環境還不夠友善到讓感染者去坦言自己的身分，所以這個故事一直都沒有被理解。

我們希望把一個個與感染者有緊密接觸與互動的非感染者集結起來，把這些人的故事撰寫成一本書——一本讓所有人都可以看到的書。讓感染者的故事、感染者親友的故事可以被記錄下來，藉此有更多的角度可以理解愛滋如何影響著在各式各樣關係裡的人們。

感染者親友的相處經歷，可能一開始也是恐懼愛滋，但在過程中如何克服恐懼，接受與感染者一起生活，並進一步理解愛滋如何影響感染者的生活。而後，又如何與感染者相處，看待感染者的眼光是否與一開始不同？這可能是一個過程——需要被理解與看見的過程。而這些過程或許對於社會大眾是重要的，因為大多數的人都假設自己不會與愛滋／感染者有接觸，但是在事情發生的時候卻茫然無助不知該向誰求援。我們希望這些故事可以幫助在面臨到親友感染愛滋後無所適從的朋友，更希望這本書可以讓社會大眾真正理解到，與愛滋感染者相處不是只能「不害怕」，而是我們怎麼理解自己內心對於愛滋的恐懼後，用怎樣的方式面對恐懼。因此，熱線愛滋小組與江蘊生共同發起計畫，希望招募感染者身邊的親友，透過訪談的方式把親友的故事記錄下來，集結成冊。

這個計畫從二〇一三年開始討論，二〇一五年著手執行，到二〇二三年完成，漫長路上感謝有許多夥伴協助訪談與撰寫，更必須感謝所有受訪的朋友，願意將自己的故事說出來，讓所有人看見、理解。

【工作報告】

愛滋是熱線的一部分，不是感染者個別的問題

撰文／杜思誠（熱線祕書長、訪談計畫負責人）

你好，我是杜思誠（小杜），現在是台灣同志諮詢熱線協會（簡稱「熱線」）的祕書長。很開心你翻開《愛人的樣子：愛滋感染者伴侶親友訪談故事集》，希望這本書能讓你看見這些在感染者親友身上，較少有機會被大家聆聽跟看見的故事。

讓我介紹一下熱線吧！

熱線是台灣第一個立案的全國性同志服務、教育與倡議組織。一九九八年創會以

來，一直都十分在意同志族群的愛滋與健康議題，並且秉持著「愛滋去汙名」、「貼近同志社群文化」、「性安全與性愉悅並重」及「與愛滋感染者同行」的立場，進行愛滋相關議題的教育跟倡議，呼籲社會大眾對愛滋議題與感染者生活的重視，並透過公共行動監督愛滋政策，提出同志團體的聲音。

萌芽與結果

二〇一五年三月，愛滋運動者江蘊生（阿生）在網路上發起「愛滋感染者關係人」故事撰寫計畫。我在臉書看到阿生的邀請文，覺得這個計畫非常有意義又符合熱線的理念，應該用更多人的力量一起促成。我與阿生碰面洽談，再跟熱線愛滋小組義工們討論過後，以及愛滋運動者黃義筌（阿宅）的參與及響應，撰寫計畫逐漸成形。同年十月，我們以出書為目標，正式對外發布宣傳，招募感染者的伴侶、親友為受訪者。至二〇二二年七月，最終完成了十六篇故事並集結成冊。

為什麼想進行這個計畫？

在這幾年，U=U宣告著零傳染風險的契機，也降低了某些人對於愛滋的害怕與排斥。但感染「愛滋」，一直以來都不只是健康或感染風險的問題，因著愛滋而來的差別對待跟歧視，以及這些歧視對個人價值跟人際關係的威脅才是最大的挑戰。

熱線作為愛滋友善的同志組織，我們一直都有提供愛滋議題的內部進修課程。但真正影響重大的是感染者義工們願意出櫃現身，讓熱線更多人真實看見感染者，大家一同生活跟互動，從更多元的面向接觸並理解愛滋議題與感染者處境，以及愛滋對我們每個人或彼此互動的影響。謝謝這些感染者義工們，讓我有機會看到、聽到甚至一同經歷這些跟愛滋有關的生命經驗。在每日的日常互動中，我們對愛滋的害怕或擔心能漸漸被撫平，而我們能長出更多的信心跟勇氣為愛滋議題挺身而出。因為愛滋真的就是熱線的一部分，不是感染者個別的問題！

在熱線的愛滋篩檢或諮詢工作中，我陪伴許多人一起經歷剛知道自己感染愛滋的衝擊跟擔心，尤其是談到家人、伴侶或朋友時，害怕這些人會因為愛滋而跟自己漸行漸遠或者不再往來；或是覺得自己再也不該愛人，或者不值得被愛。其實也有一些伴侶、親友知情後，願意一起面對愛滋汙名帶來的難題，他們很想知道其他感染者伴侶或親友互動的經驗，以及之後可能會面對哪些問題。儘管市面上有一些愛滋感染者的書籍或網路文章，但關於感染者親友的故事卻非常少，感染者親友陷入資源稀缺的窘境。

所以讓這些生命故事集結、訴說，並且被更多親友或社會大眾看見，將是感染者親友們自助助人的第一步。透過這些故事，分享他們面對愛滋的挑戰與轉變，呈現生命中的有笑有淚、有苦有樂、有捨有得，也讓更多人理解愛滋不必然成為關係中的阻礙。當我們面對並走過這些阻礙時，就能發現原來生命不須完美無缺，但我們都能真實地在一起並且相知相守。

滿滿的感激與感謝

這個計畫歷時七年，真的、真的、真的需要感謝許多人的投入跟付出。

首先感謝所有的受訪者。謝謝你們無私分享自己，以及你們受到愛滋影響的重要家人、伴侶和朋友關係跟生命故事。有了你們的故事，我們開始一片片放上這個長久以來被忽視的重要拼圖。

感謝所有曾經參與過這個計畫的工作夥伴，包括江蘊生（阿生）、黃義筌（阿宅），以及熱線愛滋小組義工：阿上、索索、喀飛、曾柏嘉（阿嘎）、傅凱群（阿樂）、呂昌榮、睡眠、沙沙、小龍、Franki、小high、周周、阿波、阿轉、阿克，和謄打逐字稿的實習生們。身為計畫主責的我，因為大家的鞭策與攜手努力，得以克服罹患多年的拖延症，讓計畫開花結果。

感謝喀飛與大塊文化編輯盈志，讓這些伴侶親友的故事轉化為可出版的書籍。

感謝莊苹、黃蒂、協助此計畫的愛滋工作者與同志運動者，還有支持此計畫的所有朋友。

這是第一本以愛滋感染者伴侶親友故事為主題的書籍，希望未來還有更多相關的文章與出版品，讓所有人知道更多跟愛滋有關的生命故事都值得被看見。當然，更希望透過這些特殊又有點不特殊的故事逐漸點滴累積，我們都一同持續往愛滋不再被特殊對待的那天一步步前進。

【編輯筆記】

我們都是愛滋關係人

撰文／喀飛（愛滋小組義工、訪談計畫編輯）

在關心愛滋、服務感染者、從事愛滋運動的領域，我們常關注感染者的需求，不論是陪伴、治療／服藥，或是權益保障、平權反歧視。但是除了少數機構提供「家屬團體」的服務，太少聚焦於感染者身邊的親友／伴侶。我們常談論加諸於感染者身上的愛滋汙名壓迫、偏見帶來的敵意，卻很少有機會去認真了解感染者身邊的關係人，在社會仍普遍對愛滋感到恐懼，在歧視烏雲籠罩下，他們的生活、他們的生命，受到怎樣的影響。

誰來把麥克風交給他們

感染者難以出櫃，與他們生命交錯的關係人同樣被關在櫃子裡。隨著愛滋運動的進展，有較多的機會聽見感染者現身說法的主體發聲，可是愛滋關係人遭遇的困境是什麼？他們的需求是什麼？至今仍鮮少把麥克風遞到他們面前，仔細聽他們訴說自己的故事。

本書的故事以「愛滋關係人」為主角，包括感染者的伴侶／配偶、父母手足、親近友人、第一線陪伴及服務的工作者，從他們的角度出發，以他們的觀點來訴說生命裡被愛滋牽動、攪擾、沉澱的故事。

二〇一五年三月江蘊生貼出「愛滋感染者關係人故事撰寫邀請」，發起了這個書寫計畫，包括黃義筌（阿宅）以及同志諮詢熱線愛滋小組部分義工，共同投入訪談、討論、撰稿的工作。過程中，參與採訪者有十四位、撰文者十位，訪談了十六位愛滋關係人，寫成本書的十六篇故事，前後歷經七年終於出版。

這十六個故事的主角，大部分是感染者的伴侶（或配偶），包括：十多年前過世的感染者其生前跨代戀的男友、已分手的感染者前男友、分手多年後被告知並陪伴度過發病病危的感染者前男友、感染者太太的外籍丈夫、仍在關係中感染者的伴侶；這群故事主角還包括：一位感染者的母親、兩位感染者的手足、一位感染者的閨密、一位是照顧感染者機構的社工。

「愛滋擾亂了我們對親密關係的理解，而親密關係也重建了我們對愛滋的認識。」

「愛滋感染者親友的故事，讓我們看到人們面對愛滋時所展現的多層次的情感與力量，也印證了，愛滋可以不是帶來關係的斷裂，而是關係的強化與延續。」

（引自本書第249頁阿嘎撰文的
〈感染者閨密小花的故事——感染不是你的錯〉）

感染者和受影響者都是人，不是統計數據

根據疾管署（CDC）官網「愛滋病統計資訊」，至二〇二二年五月，台灣現存活本國籍感染者人數為34,800人（HIV／AIDS統計月報，民國一一一年六月）。另外，疾管署曾在二〇二一年十一月的記者會上公布，台灣每年感染愛滋的人數，已經連續四年下降。

官方描述愛滋現狀時，習慣引用愛滋統計數據，以為有數字才是有憑有據的真相。然而當數字只呈現醫療和公衛現況時，權益侵犯、歧視待遇、社會敵意的現況卻無法呈現，例如：官方從未公布過感染者權益申訴的統計（每年有多少申訴案件、多少案例申訴成功保障了感染者權益、多少申訴案例未被處理、各縣市處理過多少案件等）。也就是說，當官方只呈現部分數據時，並不斷強化宣傳，醫療、公衛以外的愛滋現狀則被刻意忽視、隱藏。

感染者以及身邊的關係人，每一個都是有生命的人，不單是疾病統計上的數據而已，還有很多量化無法傳達的處境事實、生命樣態，必須靠故事的訴說，才能勾勒感染者及其關係人的真實圖像、具體生活模樣。

從恐懼到共處，轉變是寶貴經驗

本書十六篇有血有肉的真實故事（書中編排順序依採訪時間先後），讓我們看到愛滋（汙名）影響的重量，怎麼壓在這一大群人的身上，在他們的生命裡如何留下深刻的痕跡。其中有好幾幕令人特別印象深刻、感觸良深，帶出的議題更值得深思。像是：

一、告知的艱難

有好幾位主角得知伴侶是感染者時，對方都是哭著告知。過去的經驗讓感染者在告知時，面對可能被指責或失去戀人的掙扎與痛苦。

二、最難出的櫃

受訪者即使本身並非感染者，在本書故事中都是使用化名，甚至也不是平常慣用的暱稱。在擔心被辨識、害怕曝光的壓力下，被迫一層又一層地隱匿身分，這些為難顯示社會壓力的巨大。

三、愛滋會死？

好幾位故事主角描述愛滋在他們心中原本的印象是「會讓人失去生命的可怕疾病」，這正好反映了平常不時在媒體報導中出現的社會真實樣貌。在雞尾酒療法出現已超過二十年的今天，為什麼社會大眾的愛滋基本知識竟然還停留在「愛滋沒有藥醫」的古早年代？台灣愛滋教育究竟出了什麼問題？

四、U=U消除恐懼

U=U（測不到病毒即不具傳染力）被提出多年，越來越被愛滋醫療界普遍認可。在本書的故事中，看到這個相對新的醫學論述不只影響治療，對愛滋關係人更有重大影響，消弭了他們心中的恐懼與擔心。

五、轉變的力量

這十六個深刻的生命故事，讓我們在其中看到了：愛滋的顏色不只是慘白、灰色，也有綻放光芒的彩色。

故事主角們被感染者親友告知後，從面對恐懼、擔心、焦慮，如何一步步轉變，走到不再害怕、學習與疾病相處的狀態，或是重新定義愛滋這個疾病的意義，重新思考受愛滋影響（或越來越不受影響）的關係裡更多的意涵。也有受訪者因為對愛滋早已熟悉了解，被告知後並沒有恐懼。

每個主角所分享的轉變或面對愛滋的態度，都極其珍貴，記錄這些關鍵轉折或能夠跳脫汙名壓力的因素，是我們未來扭轉愛滋汙名的寶貴助力。

歷經七年，議題有所變化

由於大部分參與者並非專業文字工作者，整個計畫花很多時間在訪談後的討論和書寫。大部分的故事採訪時間距今超過五年，有些故事裡描述的情節甚至發生在十年前。為了讓讀者有清楚的時空對照，每篇特別標示採訪及寫作年份，部分文章後面也附上註解，對故事中提到的愛滋相關詞彙／事件、機構或歷史名詞做簡單解釋。

由於時間演變，某些議題和今日已有不同。特別說明如下：

一、開始治療／服藥指引改變

過去，根據舊版的「愛滋病檢驗及治療指引」，感染者免疫指標CD4數值降至350以下，醫生才會建議開始服藥。二〇一六年五月之後，已改為「感染確診後即建議開始服藥」。有些故事提到，感染者對是否要開始服藥會有掙扎和猶豫，是發生在舊版治療指引的年代。

二、篩檢空窗期改變

愛滋篩檢的「空窗期」指的是：「感染後到尚無法驗出的期間稱為空窗期（在空窗期去篩檢，很可能檢驗結果出現偽陰性）」。空窗期長短和篩檢方式／試劑有關，過去很長的時間，匿名篩檢常用的試劑空窗期為三個月。近年普遍使用的第四代、驗抗原和抗體的愛滋快篩試劑，空窗期縮短為四～六週。「家用唾液篩檢試劑」空窗期則為二十三～九十天。

三、同婚法律通過

本書大部分故事採訪時間在同婚法律通過前，也就是說，故事描述是在二〇一九年五月二十四日之前所提到的「結婚」、「被逼婚壓力」，是指進入異性戀婚姻，並非同性婚姻。

當你在意，就與愛滋有連結

台灣同志諮詢熱線協會曾經在二〇一四年世界愛滋日發起「I AM HIV+」行動，製作T恤、帽T、貼紙、徽章、FB大頭貼等物品，鄭智偉和張尼克設計的主視覺HIV+圖案中的「+」寫滿了各種關係。這個行動期待引發大眾關注並討論——「HIV+不是遠在天邊的他者，不是和你無關的人，他們可能是你身邊的家人、伴侶、友人、同事、親戚、師長學生……HIV+不應該是冷漠無視的隔離，而是人與人之間有感情、有溫度、會在意的連結。」

八年前的「I AM HIV+」行動，和愛滋關係人訪談計畫要傳達的理念相似，我們都以為愛滋離我們很遠，那是因為我們身邊的感染者不敢／無法出櫃，如果我們能以平常心看待這個疾病，這個社會也能不再對感染者懷有敵意、差別對待，讓感染者不需要再隱藏身分，你會發現，我們都（可能）是愛滋關係人。

【感染者長期陪伴醫護工作者推薦序】

這些年的緣起緣滅

撰文／莊苹

編按：

莊苹任職於台北市立聯合醫院昆明防治中心，擔任護理工作超過三十年，服務與陪伴感染者超過二十五年。曾任愛滋病護理學會理事長、獲頒第二十二屆醫療奉獻獎、第五屆南丁格爾特殊貢獻獎。在愛滋還是人人懼怕、避之唯恐不及的二十多年前，莊苹即主動擔任感染者的照顧，深獲感染者及同志社群信任。本文以感染者醫護照顧人員及陪伴者角色，細數二十多年來的陪伴經驗。

人生能有很長一段時間認識感染者、陪伴感染者，也是很大的機緣吧！而這些機緣一路引領我認識這個社會的眼光、認識男同志的世界、認識成癮性藥物、認識生命，也可算是我後半輩子最大的教育體系了。為此，我仍時時感謝這一切緣分，感謝這一路上的你們。

一九九四年冬天，那時全國通報的愛滋「帶原者」[1]大約一百人，他們絕大多數都在性病防治所[2]看診，有些因為發病住院則多住在台大醫院的綜合病房，若有幸出院後，就會繼續在台大看診，也才開始服用那時僅有的、每天要吃好幾把的藥物：AZT、DDI和DDC。

走進 Funky 熟悉男同志文化

為了認識「愛滋病人」，當時還是研究生的我首先找上了那個年代無人不知的祁家威大哥，邀訪他之後，他帶我認識了我生命中第一位愛滋感染者：小林。藉者祁大哥的介紹，我們約了喝咖啡，比我稍長幾歲的小林很健談，也是國內第一位由祁大哥帶著公開現身的感染者。接下來一年多，我們一起喝下午茶、逛 Funky[3]，聽他談著因為身分公開後被房東趕出來、被公司解雇的故事，也陪著他和 Michael 一起搬入祁大哥買來照顧感染者的房子，看著他在那個房子裡完成他為自己寫的書——《這條路上：國內首位曝光愛滋病毒帶原者林建中親筆自傳》[4]。

Michael 是一位已發病的愛滋病患，認識他的時候他剛出院，ＣＤ４只剩下２，他總是穿著一套西裝，講話也端著架子，後來才知道他曾是五星級大飯店的夜班經理，也是因為感染ＨＩＶ被公司知道而丟了工作。明明沒有錢了，怕人家看不起，總是穿著那套西裝。我還記得和他出去吃飯時，他搶先用公匙把牛肉丸分成一半，我想關心他手臂上的疱疹時，他快速抽回手臂說：「我很危險，妳不要碰！」直到出院後好一陣子，他才終於放下那些面子，並成為露德協會[5]的志工，開始投入陪伴感染者的工作。那段日子裡看著他從重視面子、自慚形穢到穿著輕鬆地跟露德辦活動，從自怨自艾到找回人生價值，猶記得他離世前住在愛慈基金會新店山邊的中途之家，即使身體已虛弱不太能下床，仍邊自我調侃跟來訪的我們嬉鬧著，雖然他最終沒等到雞尾酒藥物問世，但能在最後看開世事，也算是善終吧！

還記得有一天，我和小林、Michael 及另一位同志朋友 Taco 一起去 Funky，我們四人一桌叫了飲料坐在舞池邊。我、小林和 Taco 趴在桌上竊竊私語的聊著舞池裡的男人，只有 Michael 大方的靠在椅背上用手指著一個個的男人，嘴裡還說著「這個不錯」、「這個也不錯」，也讓那時的我開始認識男同志裡「大男人」和「小女人」的不同。

鼓勵走出來認識朋友，是不是害他？

Taco 是個一直讓我難忘的妹仔，認識他時並不知道他有沒有感染，只是一個總在暗戀別人、小林的前同事。以現在的標準，Taco 算是隻小熊熊吧？他不太敢主動和人搭訕，只會躲在同志三溫暖的吧台後面欣賞著客人，卻總在畫少女漫畫時，把每個完成的美女畫上眼淚，再塗瞎了眼睛。

認識他後，感受到他的孤獨，我總勸他放開心扉出去多認識一些朋友。一九九六年我研究所畢業要回台中工作，他也正因失戀想離開這個讓他傷心的地方，於是我就邀他一起回台中，並請他在我們自家開設的補習班裡做打字員。一年後，他在台中混熟了，跟我說要離職，我也很樂意看到他找到自己的人生。之後，也就比較少聯絡了。一九九九年的三二九青年節，他急促地呼叫我（對，是呼叫器），我回電話時他在醫院裡，邊喘邊跟我說：「莊苹，我得了愛滋病，你知道愛滋病嗎？」我當時心裡好難過，我怎麼會不懂呢！我們不就因為做愛滋防治而認識的嗎？但當時篩檢沒這麼普及方便，我竟忽略掉身旁看似單身孤僻的他可能已經感染，而直到發病住院才檢驗出來。那段住院的日子裡，我第一次看到他住在員林鄉下的姐姐們，他用英文低聲地跟我說：「She knows I am AIDS, but she doesn't know I am gay.」（她知道我有愛滋，但不知道我是男同志。）我默默地點點頭，知道gay是他不能出的櫃。幾天後的清明節，他又急促地呼叫我，但當我調了班趕到醫院時，他已昏迷送入加護病房（ＩＣＵ）。

我四處想法子想知道他的情況，終於在幾小時後遇到他姐姐，找理由混進ＩＣＵ探視。當醫師跟姐姐解釋病情時，我默默地到床邊拉著他的手呼喚著：「Taco，是我，我來看你了。」接著，我看到他的喉結一動，然後監視器的血壓指數就開始掉，60、50、40而終至測不到。

在協助姐姐辦理自動出院的手續、看著救護車載走他後，我回到自己的車上開車回家，一路眼淚泉湧幾乎看不到路。我不斷問自己，之前一直鼓勵他走出自己的世界，多認識一些人，而最終，他因感染愛滋而離世，究竟「是不是我害死了他？」

從無藥可治到雞尾酒療法——看見希望

其實在那個年代裡，感染者離世似乎只是早晚的事，記得當時希望工作坊有一位活躍的志工組長小堂，他在生前曾對我說：「雖然我們在陪伴帶原者，但每次在醫院裡看到病重的他們，就會想到，有一天我也會這樣躺在這裡等死。」

二〇〇一年尾，我有幸回到了性防所工作，一些老朋友也都還在相關領域裡工作著。那時除了也出過自傳的韓森（書名《韓森的愛滋歲月：愛之生死》[6]）離開希望工作坊去創建了權促會[7]，謝修女帶著社工的專業建立了露德協會，就連同志諮詢熱線也打開了櫃子成為第一個檯面上的正式組織，一時間各種感染者的服務機構如雨後春筍般出現。

那年底，小林離開了祁大哥的住所住進醫院，結果兩天後就逃院不見了，在那個沒有手機的年代裡，還真不知道能去哪裡找人。幾年後，我去到當時還在三重的關愛之家[8]參訪，居然在那兒看到故人！我開心地跟他聊天，他也一一回應我。次日，關愛的社工跟我說，小林自從去了關愛就沒開口說過話，沒想到竟然願意跟我聊天！我訝異於這些年來到底是什麼境遇，竟把一向多話的他磨成這樣！還好之後隨著雞尾酒藥物的效果越來越好，他在關愛越來越穩定，也成為內部的工作人員。雖然目前他已隨著關愛搬離開台北生活圈，但知道他還好好的，就很慶幸他比 Michael、Taco 的命好，撐過了那段沒有好藥物的年代。

藥癮、愛滋，雙重歧視與汙名

藥毒癮者是另一個被社會仇視貶抑卻又不願了解的社群。在海洛因施用者大量被確診的年代裡，有一天在美沙冬[9]的個案團體中，一位朋友問我：「主任，你為什麼要對我們這些社會的垃圾、敗類、毒蟲、殘渣這麼好？」二〇一三年，我訪談了一些感染愛滋的個案，聽到他們的言辭裡很深層反應出自己沒有價值的用語，讓人看到了愛滋在已經被歧視的人身上，再度刻鑿的痕跡：「我現在如果再跟人共用針都會最後一個用，反正都感染了，也沒差了」、「都感染了還交什麼女朋友。其實我條件很好的，很多女生會喜歡我，她們只要透露出喜歡我的意思，我就會很快找個理由跟她們分開」、「其他打藥的人也會怕我們吧？我看門診時都會避開其他人，不然其他病人（指喝美沙冬的個案）看到我只要付五十塊（只付掛號費不需付自費戒癮的錢），就知道我有愛滋。」

不在乎是疾病的時代轉變？

二〇〇八年起，台北市的年輕感染者明顯增加，那年上半年，幾乎一個月就有一位二十歲以下的孩子感染確診。看著一個個的小生命，對於自己的感染有微微的憂心，卻又好似有著「應該……還好吧……？」的心情，反正日子好像也不會有太大改變，身旁的人對感染也不再大驚小怪。雖說感染了總是不好，但除了要看病麻煩些，其他也沒太大改變。那時作為一個「大人」的我，一直對自己的「在意」有所質疑。一方面覺得這些孩子怎麼這麼不在乎，一方面又覺得可以不在乎也很好啊！看著那時候的孩子現在已經成為三十多歲的壯年人，每個人也各自在自己的領域中各展所長，大家都活得健健康康的，漸漸地就覺得當時也許真是自己多心了。其實，愛滋真的也不是什麼了不起的病吧？

更多誘惑與更多標籤

隨著時代的進展，我們進入了U=U[10]以及有PrEP[11]的年代，卻也進入了成癮藥物流行的年代。在陪伴藥愛感染者[12]的過程裡，更是深深地感受到「沒有藥物會沒有自信、有了藥物會被人嫌棄」的種種複雜心情。在一次藥愛團體的活動中，一位研究生問大家是先開始用藥才感染，還是先感染才用藥的？成員們交互著說出自己的經驗，也驚訝於別人居然跟自己不同！先感染的朋友訴說著既然已經都感染了，用不用藥就沒差了吧？先用藥的朋友則是說，開始用藥就知道遲早會感染，感染了也只是剛好而已。漸漸地，感覺藥愛的朋友開始進入了另一個同志的次族群中，在這個族群裡，有沒有愛滋反而沒這麼重要，是吃HAART[13]還是吃PrEP似乎也沒什麼差別，甚至因為一些愛滋NGO提供了感染者藥愛相關的協助，還讓沒愛滋朋友有被邊緣化的感受！

另一方面，因藥愛入監的同志朋友也開始增加，在監所的感染者舍房裡，「同學」也從因施打海洛因而感染的轉變為更多的「同」學。於是，許多人身上的標籤又多了一個，除了同志、感染者、吸毒的標籤之外，再加上了「坐過牢」。面對著這個新的衝擊，我也只能先盡力用信件陪伴在裡面的他們，也像家屬們一樣，期待能看到進修後重生的他們。但心裡也很清楚地知道，在這個大環境沒有大改變的時節，有些期待也僅僅是期待，還等著我們共同的試煉下去。

愛滋關係人的資源依然匱乏

近三十年的陪伴過程，雖然世代更迭，但始終能感受到感染朋友的辛苦。然而三十年來卻也看到雖然感染者身邊的資源逐漸增加，但不變的是陪伴者的資源卻仍寥寥無幾，家屬們仍不知該不該煮魚湯給感染者，伴侶們仍對要怎麼面對怎麼說服自己的親人，到底該不該戴保險套充滿了不安。很開心看到這本以個案關係人為主角的訪談讀本，讓社會大眾對於感染汙名所帶給身邊人的「汙染」與近親的感受有更多的看見。無論如何，不管是早年的歧視排斥以及生命的威脅，到如今健康活著仍要面對的複雜人際和更多的誘惑，但仍感謝一切仍持續在進步、在好轉，真的期待到二〇三〇年我們都能等到一個零新增、零死亡、零歧視的未來！

1愛滋剛出現的一九八〇年代，最早稱感染HIV者為「帶原者」，後因帶原者有歧視的意味，才改稱為感染者。

2台北市立性病防治所，簡稱性防所，成立於一九六九年七月二十一日，是早年少數治療愛滋的機構。二〇〇五年納入台北市立聯合醫院之「昆明院區」。二〇一五年七月改組成立「昆明防治中心」。長期以來都是治療與防治愛滋、服務感染者的重要機構。

3 Funky Pub，由賴二哥於一九九一年十一月二十三日創立，位於台北市杭州南路。在台北的男同志圈獨領風騷超過二十年，是當時深受年輕男同志喜愛的夜店。二〇〇六年後幾經轉手經營，於二〇一七年底停止營業。

4《這條路上：國內首位曝光愛滋病毒帶原者林建中親筆自傳》，作者林建中，一九九五年九月一日由性林出版社出版。

5露德協會，專門服務愛滋感染者的機構。一九九七年九月由謝菊英修女成立。前身為天主教仁愛修女會附設、收容孤兒的「露德之家」。

6《韓森的愛滋歲月：愛之生死》，作者廖娟秀，新自然主義出版社於一九九五年出版，二〇〇〇年再版。

7權促會，愛滋感染者權益促進會的簡稱，為愛滋感染者權益保障及倡議的機構。一九九七年十一月由韓森及一群感染者發起成立。

8關愛之家創辦人楊婕妤從一九八六年開始照顧感染者，開啟收容感染者工作。二〇〇三年成立台灣關愛之家協會，經營愛滋病患的中途之家，二〇一一年成立財團法人台灣關愛基金會。在長照安置機構仍普遍不接納感染者入住的處境下，關愛之家至今仍是台灣照顧最多失能感染者的機構。

9 美沙冬替代療法是以低毒性、低成癮藥物取代高毒性藥物，作為高成癮海洛因濫用者的替代治療方式。

10 U = U，原文為：Undetectable = Untransmitable，測不到病毒即不具傳染力。指愛滋感染者只要穩定服藥，病毒量控制於測不到（低於 200 copies/mL）達六個月以上，即不會透過性行為傳染 HIV 病毒。

11 PrEP，暴露前預防性投藥。未感染 HIV 病毒者，在性行為發生前服用，可預防感染 HIV 病毒，是預防 HIV 病毒感染的有效方式。

12 藥愛感染者，指使用娛樂性藥物的感染者。

13 HAART（Highly Active Antiretroviral Therapy，高效能抗愛滋病毒治療），俗稱「雞尾酒療法」，組合至少三種抗愛滋病毒藥物，有效控制愛滋病毒感染的治療方式。

01 感染者生前伴侶阿青的故事

一見鍾情——花開到花落的跨代戀

撰文／阿上
訪談／Franki、阿上
訪談日期／二〇一五年十一月一日
初稿／二〇一七年二月
定稿／二〇一七年十一月

「待會要聽的是個天人永隔的故事啊！」

阿青在網路上看到我們的訪談計畫後，主動寫 e-mail 給我們願意成為受訪者。他在信中告訴我們他是男同志，前任男友是ＨＩＶ感染者，但已經過世。所以在前往訪談阿青的路上，我為可能的沉重而感到忐忑不安。

驚喜相遇，中斷六載再重逢

初見阿青，很難不注意到他滿頭斑白的頭髮，然而白髮下是一張混合著童騃與滄桑、看不太出年紀的臉。問了他才知道，他是一九七二年出生，採訪時年紀為四十三歲，和母親一起住在東部老家。

時序倒轉至二十多年前，當時他在台北念大學，畢業後也在台北工作一段時間。這段期間阿青曾交往一位澳洲男友，兩人有著四十六歲的懸殊差距，阿青暱稱他為「老爹」，不過這段跨國、跨世代的戀情終不敵遠距離而告終。「我交往過的年紀全都比我大！」阿青笑道。

一九九八年，時年二十六的阿青在台北西門町的漢士三溫暖——老字號的男同志三溫暖——結識了許桑。談到與許桑的初相遇，阿青臉上滿是盈盈笑意，「他完全是我喜歡的類型。」「怎樣的型？」我們問。「就年紀比我大，然後肉肉的這樣，哈哈！」

許桑長阿青二十六歲，在他們初相遇那一年，他已經五十二歲了，家住南部，正好北上處理事情。雖然這是個一見鍾情的故事，但兩人的愛情並沒有立時開花結果。互有好感的兩人當下交換聯絡資訊。一九九八年時的通訊方式，對現在年輕人來說或許恍如隔世，別說智慧型手機和通訊APP了，就連即時通訊軟體MSN、messenger都還沒出現，手機是高價品，較普及的無線通訊方式是使用BB. Call[1]，而市內電話仍是最主要的聯繫管道。許桑當時給阿青的便是寫在小紙條上的電話號碼。之後雖有再見過兩三次，隨著種種變化（搬家、換工作等），兩人終究斷了音訊。

直到二〇〇四年，當年寫著電話號碼的小紙片不經意從舊記事本掉落，方使兩人重新聯繫上，久別重逢的兩人感情迅速增溫，很快開始交往。

被迫娶妻，心照不宣各自生活

許桑年輕時曾赴歐留學，後來的工作也常有機會到世界各地服務，還曾在非洲工作過一段時間，感覺很有一段顯赫的過去。不過二〇〇四年，五十八歲的他基本上已經退休，獨居在南部。

「他沒有和家人一起住嗎？」我們好奇問道。

「他有家人，但沒和家人同住。」

「你說的家人是指？」

「他有結婚、有小孩。家人就是太太和小孩。他們分居，但沒有離婚。」

我們頻頻點頭表示理解。算一算許桑青壯年時正值一九七〇～八〇年代，當時被逼著走入（異性戀）婚姻的男同志並不罕見。事實上，許桑曾和阿青說過初戀男友的故事。許桑和第一任男友交往十一年，然而雙方都在強烈的成家壓力下進入（異性戀）婚姻，而男友結婚的對象竟是許桑的表妹！對我們而言，這似乎只會出現在小說中的情節，在當時卻可能是一種不得不的選擇。而許桑有妻子這件事，他一開始便告訴了阿青。「他們結婚只是為了傳宗接代，之後他就沒再碰過她了，她其實都知道（先生喜歡男生）。」阿青如是說道。

「所以他老婆是有點心照不宣……」

「對。」

剛開始交往時，每一放假，阿青立時飛也似地往南部與許桑相會，兩人也經常一起去旅行。問阿青兩人之間甜蜜的回憶，「很多啦！」他笑著說，「有幾次碰到下雨，他都盡可能不讓我淋濕。」語氣中仍是滿滿的甜意。

然而二〇〇六年六月，兩人一起去越南旅行回來後，許桑的健康忽然急轉直下。

重症纏身，相伴來回鬼門關

聽阿青說二〇〇六年許桑第一次住院病危，我直覺地認為是愛滋病發病，心也揪了一下。但阿青給了我一個意料之外的故事：

「那時他一直高燒不退，而他本身又是糖尿病患者，到院時根本已經敗血性休克，血糖值異常之低，血液培養出某種熱帶傳染病的菌株。」

「熱帶傳染病？」

阿青看出我們的疑惑，向我們解釋這個疾病：「這是一種很麻煩的疾病，台灣南部及東南亞國家都有，尤其好發在水災過後，幾乎很難根治，而且潛伏期從兩天到三十七年……當時因為他的關係我特別去查資料。」

之後我查閱了疾管署的資料才知道，這是一種由細菌引起的疾病，好發於糖尿病及腎臟疾病患者，可能的感染途徑是受病原菌汙染之土壤或水，經過破損皮膚或呼吸道進入人體。一旦進入人體後，病原體幾乎可侵犯所有器官，如肺部、皮膚、肝或脾、中樞神經系統、心血管、骨骼及關節等。許桑後來就因細菌入侵了他右小腿的骨骼，造成右小腿骨折而影響行動。這個疾病的總體致死率是：驚人的四〇％！

因為這種熱帶傳染病，許桑等於在鬼門關前繞了一圈。為了照顧許桑，阿青搬到南部，和許桑一起住在病房。「他住院三個月，等於我三個月都沒能好好睡覺。搞不好我才剛瞇一下，一聽到有動靜，就驚醒過來。」他回憶當時住院的情形。

這個疾病和ＨＩＶ一樣是由感染科負責。透過感染科主治醫師告知，阿青才了解，許桑這次住院並不是他第一次到感染科就診，這些年來，他一直定期到感染科報到、回診拿藥——只是原因與熱帶疾病無關，是他已感染ＨＩＶ多年。

愛上就愛上了，別的都不在乎

阿青成長的年代，愛滋的報導與訊息多半有負面色彩，而阿青對那些負面報導並非全然接受，會持保留態度。換言之，他對愛滋的看法並沒有那麼負面，另外，也因為他偶爾會不戴套做愛，阿青意識到自己或許與愛滋的距離並不遙遠，一直有定期篩檢的習慣。雖說如此，現實生活中阿青並沒有感染者朋友，也就是說，許桑等於是他認識的第一位ＨＩＶ感染者。

從不認識感染者，到突然得知彼時正在住院的親密愛侶是ＨＩＶ感染者，我們問阿青：「你當時的反應是什麼？」

「那時也沒有想很多，當下只希望他快點好起來，別的也沒有多想。」他很快地回答。

「那時你會擔心自己也被感染嗎？畢竟你們已經交往一年多……」「嗯，」他思索了一下，「一開始會，隨後就覺得反正擔心也沒有用，如果說真的該得到，我也逃不了。」面對我們的追問，他補充道：「……我覺得那好像愛情一樣，愛上就愛上了，一旦愛上了，別的你都不在乎了。而且當時我覺得最重要的是把他照顧好，別的都已經不那麼重要了。」

雖然我們能夠理解在摯愛與死神搏鬥的關頭，其他事相形之下已無足輕重，但我們仍請阿青繼續回想，在得知後有沒有什麼內心小劇場。他想了想，告訴我們：「那時候其實是有小小掙扎一下，我不懂為什麼會是這個樣子。」

「這個樣子是指？」

「我覺得他有愛滋這個部分，他是對我隱瞞的，因為他一直有在服藥，而且剛交往初期，他都不讓我陪他去門診。他會在我面前服藥沒錯，可是我根本不知道那是什麼藥呀！」

「你對他的刻意隱瞞的感覺是？」

「其實我是生氣，而不是害怕愛滋會怎樣怎樣，這麼大的事他都不願意跟我講，我在他心裡究竟是算什麼？」

這樣的情緒，阿青終究沒對病榻上的許桑說出口。我們問阿青，在許桑病情穩定後，兩人是否聊過愛滋？阿青說有：「他說之前在非洲工作時因為生病輸血感染的。他是這麼說，而實際上是不是如此對我而言並不重要。」他重複了一次：「那個不重要，他說這樣子就這樣子吧！」

難忍口腹之欲，偷吃豬腳急送醫

許桑感染的熱帶傳染病會經常性復發。當許桑出院後，因右小腿骨折造成行動不便，雖不至於完全無法行走，卻也不能走太遠，多半要以輪椅代步。阿青也是在此時正式搬入許桑家。許桑的經濟狀況不錯，讓阿青可以不用煩惱兩人生活的開銷，自此擔負起照料許桑生活起居、三餐及日常瑣碎的責任。由於糖尿病及腎功能不佳，許桑的飲食多所限制，阿青不僅在料理上力求清淡，更趁機勸說許桑同他一起吃素。

「他比較喜歡吃重口味的，但太油太鹹對他的腎臟是很大的負擔！」阿青說到這裡，話突然多了起來。「你知道生病的人脾氣會比較暴躁是因為不舒服，而且也不自由，飲食還被嚴格控制，不能吃自己想吃的東西……可是那些他就不能吃呀！

「他曾經跟著我吃素整整一個月，而他的身體狀況也的確有明顯改善，可是他還是克制不住口腹之欲，偷偷打電話叫朋友買豬腳飯給他吃，結果一吃就完蛋了，馬上送醫急救。但他就是沒辦法忍耐呀。」聽到這裡，我們都笑了。

許桑對美食的渴望很容易理解。熱帶傳染病的細菌不時在許桑體內轉移，頻頻破壞他身體不同部位，幾乎每幾個月就要住院一次，不舒服的復健也未曾停歇。阿青回憶道：「每每我要強迫他復健時，他就不爽，還抱怨我不能體諒他破病的艱苦。」

辛苦的不只是許桑，負責照護的阿青也是。由於沒有請看護，分居的太太和小孩也只是偶爾探視，所有照護工作幾乎是阿青一人扛下來。然而阿青也有必須回東部處理事情的時候，此時勢必得請人來代勞。「久病的人脾氣都很不好，尤其是對不了解他性情的照顧者。因為我照顧他久了，他想要怎樣都很清楚。臨時來一個人，雙方都無法理解的狀況下，結果就是兩邊都很火大。」在當時，他其實很希望能有喘息服務這樣的支援。

回憶盡是老夫老妻般的靜好安穩

這段時期兩人難免會有衝突，我們問阿青：「衝突發生時，你會不會有：你知道我照顧你很辛苦，這樣的想法？」

「不是想過，是真的有講過！」他回答得很爽快。

「那他的反應是？」我們很好奇。

「伊就恬恬（閩南語：他就安靜）。」我們又再次笑出來。

聽阿青訴說那一段歲月，若非惱人的熱帶傳染病，回憶其實是老夫老妻般的靜好安穩。兩人都早睡，由於許桑服藥時間的關係，阿青五點多就起床張羅早餐，再把許桑喚醒。上午許桑看他愛看的大聯盟賽事轉播，「我之前沒有看過棒球，因為他愛看，就陪他一起看。」另外，回診時間多半也是在早上。午後，阿青推着許桑到附近公園綠地繞繞，或者有機會也會去看看戲，兩個人都愛呀！許桑健康狀況較好的時候，兩人甚至會一起出國旅行。「外國的無障礙設施做得比台灣好太多了。」阿青有感而發。

那ＨＩＶ呢？我們忽然意識到，ＨＩＶ在故事中似乎連一席之地都沒有。我們試著問阿青：「你當初在照顧時必定會和他的體液、排泄物等大量接觸，處理的時候會不會因為他感染者的身分而有心理障礙？」

「沒有耶！護理人員都提醒我要戴手套，可是戴上手套我就不會做事，還不是照樣處理那些東西！」阿青又補充道：「照護者其實不會在日常接觸中感染ＨＩＶ，但為了避免其他傳染病，事後的清潔消毒仍是必需的。」

「那之後你們還有性生活？」

「當然有呀，只是比較沒那麼頻繁，但主要的原因是他體力大不如前了！」阿青認為，在有防護的情況下，其實不需要擔心感染的風險。

這段期間，許桑的主治醫師建議阿青做ＨＩＶ篩檢，阿青也毫不猶豫接受了，檢驗結果呈現陰性。他之所以毫不猶豫的原因，「就很單純認為我還不能倒下去。」

告別式上只是其他人

阿青堅持自己不能倒下去，或許是由於許桑越來越頻繁進出醫院。阿青是這樣描述熱帶傳染病的復發：「它來得都很快，轉移的速度也快得驚人！也許早上還在他的肝作怪，下午已經跑到別的地方去了！」而且，「幾乎每次復發就得趕緊送醫院，也幾乎每次都發病危通知……」他苦笑道。

二〇一〇年底，許桑又發病了，在醫院拖了兩個多月，這次，許桑終究沒能撐過去。二〇一一年二月，許桑永遠離開了。那年他六十五歲，原本八十多公斤壯碩的身軀，到離開時只剩四十公斤不到。

「那時我發了一個簡訊給住在新竹很要好的朋友，只有短短三個字，」此時阿青的聲音忽然變小，幾乎是氣若遊絲般哽咽說道：「他走了！」

空氣彷彿凝結，即使在多年後，我們仍能感受到這三個字好沉重。

那段時間還好有新竹好友陪伴阿青走過低潮。「那時真的很不好過。」回復情緒的阿青悠悠地說。

「他走了之後，後事有需要你幫忙處理嗎？」

「他後事要怎麼處理，他在生前都已交代妥當。只是那個部分還是得由他的家人出面。」

由於許桑的特殊身分，阿青和許桑的關係不便對外公開，許桑的太太是少數知情的人。對許桑人際圈裡其他親友來說，阿青頂多就是一位照顧許桑的細心看護，又或者壓根不知道有這號人物的存在。許桑的告別式仍由家屬主導，未亡人仍是早已分居的太太。「畢竟在那個時間點上，他們才是他法律上的家人。」

我的腦海忽然浮現熱線曾拍過的一部短片《其他人》。故事主角是一對老年女同志伴侶，生前明明是多年相互扶持、唇齒相依，因為沒有配偶的法律地位，當其中一方過世後，身後事另一方卻什麼都不能做，在告別式上，不是未亡人，不是家屬，就只是在落寞角落的「其他人」。阿青曾在熱線晚會看過這部短片，提起時，上一秒他還心平氣靜，下一秒已瞬時崩潰、泣不成聲，「那根本就是我的故事呀！」

清明入夢，要我再找一段感情

後事告一段落後，阿青搬回東部，新竹好友專程到東部把他拎回新竹小住一段時間。在好友的支持陪伴下，阿青低落的情緒才逐漸平復。「不過有一件很特別的事，」阿青鄭重地說：「那年的清明節早上他有託夢給我。」

清明節？是許桑回來了嗎？我們好奇地追問：「他說了什麼？」

「他要我再開始一段感情。」阿青接著說道：「可是當時我……我就完全沒有辦法呀！」

然而到了九月，阿青認識了一位名叫迪亞哥的男生。第一次見面，阿青忽然有種奇妙的感覺，迪亞哥完全不是阿青喜歡的類型，有趣的是，阿青也不是迪亞哥原本設定的類型，但兩人就是非常投緣，一拍即合，一路交往到現在。「我男友是前任幫我找的唷！」阿青笑說。

主動聯繫受訪，想對相異伴侶說

在訪談中，我們曾聊到許桑的太太，她當然也知道許桑感染ＨＩＶ，但在她與阿青的互動中卻鮮少提及，甚至還透露出輕蔑、「這是種不可告人的疾病」的想法。我們能夠想像，在汙名陰影下，不但感染者常被迫隱藏，親屬伴侶多半也被迫選擇噤聲。因此對於阿青主動參與訪談的動機，我們很是好奇。訪談最後，我們同時請阿青思考一下：是否有話想對同樣是感染相異的伴侶（無論是感染者或未感染者）說？

阿青略微思索，說道：「我比較想對感染者說，愛滋其實沒有我們所想的那麼可怕。今天就算感染了愛滋，如果我們有把身體照顧好，有可能到我們離開的那一刻它都沒機會發病。對，有很大的機會你是因為別的因素離開，而不是愛滋！」

「尤其現在還有很嚴重的空汙問題、食安危機等，」他繼續說道，「我相信沒有人能夠幸免，有誰能不生病？之前因為照顧他的關係頻繁進出醫院，二、三十歲要洗腎的一大堆。你說那個有比得愛滋好？再加上抗生素、類固醇濫用的情形嚴重，不久的未來可能要面臨無藥可用的窘境，這個跟得愛滋又有何差別？

「恐懼多半源於無知，對於這種疾病的莫名惶恐，只要我們真正去認識、去了解之後，就會發現那也沒什麼！」阿青給我們的結語，有著熱切的語氣。

〈後記〉

在許多人的觀念中，HIV應該是個張牙舞爪的怪獸，會一口一口吞噬掉健康、尊嚴與愛情；但在聽完阿青與許桑的故事之後，我卻不得不同意阿青最後說的：HIV好像真的沒什麼！我不禁反覆思索：在這個故事中，是什麼讓這個議題舉重若輕？是因為在許桑身上，我們真實看到熱帶傳染病、糖尿病和腎臟病對健康的危害，似乎遠遠大於能夠輕易控制的HIV？是因為造成兩人死別的元兇和HIV幾乎沒有關係？我想這只是一部分原因。但是我想，讓愛滋不再是一抹烏雲的，還有那些兩人一起去的地方、一起經歷的尋常午後，還有諸多抱怨卻依然為對方點滴付出，以及對彼此的體諒和信任。

雖然庸俗老套，但是讓他們跨越恐懼與疾病的，我想，就是愛吧。

撰文者簡介

阿上

生理中年、心理卻顯然沒跟上的男同志，教育工作者。生長在愛滋被宣導是世紀黑死病的年代，在與家人出櫃男同志身分時，家人曾欲言又止地說：「和你一起吃飯……會不會有問題……」瞠然揪心之餘，開始想在愛滋議題上做些什麼。曾幫忙熱線爽歪歪男同志性健康網站擔任編譯，以及這個訪談計畫。一開始希望這個計畫可以讓讀者跨越感染者與非感染者之間的鴻溝，卻在數個訪談後開始思索：感染者與非感染者明明並無二致，所謂的鴻溝何來？感謝所有訴說故事的受訪者，帶我們走過他們不尋常的路，即便走到的往往是尋常風景，也如此難能可貴。

1 BB. Call，又稱呼叫器。台灣使用手機約在一九九〇年代末開始普及，在那之前，人們最常用的隨身無線通訊工具就是BB. Call。約一九八〇年代後期開始流行，一九九〇年代末期達高峰，超過四百萬用戶。僅能顯示簡易訊息，使用方式：撥打對方的呼叫器號碼，加上自己的家用電話號碼，對方收到訊息再回撥。

02 感染者伴侶阿豎的故事

為他的罪惡感與自卑而心疼不已

撰文／索索

訪談／索索、黃義筌（阿宅）

訪談日期／二〇一五年十一月二十四日

初稿／二〇一五年十二月十五日

修訂／二〇二二年六月一日

這次訪談對象是一位超過四十歲的男同志，名叫阿豎，是一個很好聊、有問必答的受訪者。他的現任男友阿泰比他小了十歲以上，兩人第一次見面前已是臉書上的朋友，不過剛開始並沒有什麼互動。直到有一天，兩人去找共同朋友的時候相遇，並相約一同去看電影，兩個生命才開始有了交集。訪談時，他們已經交往快要四年，關係十分穩定；但由於工作型態不同，見面時間有限，因此平時兩人也格外珍惜相處的時間。

交往兩個月後哭著告知

交往兩個月後，阿泰決定向阿豎坦承自己的感染者身分；那時候他邊說邊哭，還問阿豎：「那我們還要在一起嗎？」阿豎當下沒有直接說要或是不要，只是緊緊地握住阿泰的雙手。

「那個時候我認為，這幾個月相處的日子他對我還不錯，我也認為愛滋不是什麼問題。」阿豎解釋他願意繼續和阿泰在一起的原因。

「你有問他為什麼會哭得很慘嗎？」我們詢問。

「其實一直到現在，已經三年多快四年，他還是認為我應該找一個健康的人，他一直覺得他不值得。」阿豎有點無奈地說著。

回家後情緒才開始宣洩

「當下我一點感覺都沒有，直到回家洗澡的時候才哭出來。」阿豎說。

剛開始交往時，阿豎就隱約覺得阿泰怪怪的，好像有什麼東西想說卻說不出口。得知的當下，可能因為阿泰已經哭得很慘了，阿豎沒有感覺到有什麼特別的情緒；回家之後邊洗澡邊哭，心中的情緒才開始宣洩出來。掉淚的主要原因是對男友感到滿滿的心疼，另外也有「好不容易遇到一個投緣的對象，為什麼剛好就是這個身分」的想法在。

除了藉由眼淚發洩情緒，隔天阿豎也去做了愛滋匿名篩檢。因為很少發生危險性行為，阿豎過去並不常做愛滋匿名篩檢，對這個疾病也沒有什麼認識或想法。但是得知伴侶的感染者身分後，阿豎難免還是有些擔心自己有沒有感染的可能。

「說不害怕是騙人的，我一直在想，交往過程中有沒有怎樣……回想之後才發現，好像找不到有什麼感染的機會。」

儘管如此，阿豎還是帶著些許的焦慮去做篩檢，驗完也急著想知道結果，直到篩檢結果出來後才比較安心。或許哭過就好了，也可能得知陰性結果比較安心，總之阿豎已經把「伴侶是感染者」的情緒處理得差不多了，再去做篩檢只當作是例行性的事情，抽個血然後拿一點保險套回來用而已。

感染者要向伴侶坦承自己的感染身分，絕對是相當困難的事情。必須鼓起勇氣，需要面對對方情緒，更要承擔可能失去伴侶關係的後果。然而身為被告知的一方肯定也不好過，腦中瞬間湧上千百個問號：阿泰怎麼得的？之前怎麼沒告訴我？為什麼現在要告訴我？我該做什麼反應？我可以生氣或難過嗎？但是阿泰這麼難過，我應該要先安慰對方？還好阿豎維持著一貫的沉穩，接住了阿泰的潰堤，並自行化解遲來的情緒。

我不值得你對我這麼好

在這段伴侶關係當中，阿泰經常是處於比較依賴人的一方，例如，平常吵架的時候，也多半是爭執到一半阿泰就開始哭，然後阿豎就會先妥協讓步，這或許跟阿豎的年紀較大、個性比較沉穩有關吧。阿豎自己也從一些兩人相處的細節中，感受到阿泰很依賴自己，很想繼續和自己在一起。

至於阿泰是感染者這件事，並沒有直接影響兩人的生活，但阿泰身為感染者的罪惡感及自卑感，卻一直是兩人伴侶關係裡的一大障礙。阿泰常常說，自己不值得阿豎對他那麼好，萬一哪天自己先走，希望阿豎可以另外找一個伴侶之類的話。雖然阿豎一直試圖和阿泰溝通，但也無法完全抹除阿泰的那種自卑感。

「我會覺得，我一直在處理他的負面情緒。」阿豎表示。這些負面情緒多少也會造成阿豎的負擔，而他平時多半都是藉由上健身房鍛鍊身體來發洩。訪談中阿豎也提及，擔心自己的一些負面情緒如果表現出來讓男友看到，會不會反而更增加阿泰的壓力。

阿泰這些負面情緒要化解很難，但要理解不難。畢竟社會加諸愛滋的龐大汙名，常使得某些感染者在伴侶關係裡處於比較自卑的一方。這種自卑感影響到的不只是感染者，更包含感染者的伴侶。如何持續給予身邊的人支持的力量，陪伴他長出一些力量去對抗那種自卑感，同時還要避免被這種自卑感一起拉下去，考驗著伴侶關係處理的智慧。「如果換過來是我的話，我可能也沒辦法去面對。」換位思考也許就是阿豎用來處理伴侶關係的一種思考模式吧。

不過這些負面情緒所帶來的困擾，在兩人交往兩年多後意外出現了轉機。

都是西寧惹的禍？

感染愛滋病毒會導致人體的免疫力逐漸下降，因此許多感染者需要每天穩定地服用抗愛滋藥物，持續壓制體內的病毒量。穩定服藥對感染者身體健康雖然很重要，然而相對要承擔的，則是每天服藥所帶來的不便、副作用以及心理壓力。

阿泰在我們訪問的兩年前接受了醫師的建議，開始服用抗愛滋藥物。每次回診時，阿泰都會希望阿豎能一起陪同。剛開始阿泰會以「他是我叔叔」的方式來介紹阿豎，後來才敢向個案管理師（現行醫療體系下，醫院端會配置一位個案管理師來協助感染者）和醫師坦承兩人的關係。

阿豎告訴我們，阿泰每次回診比較像是例行性的抽血檢查，和醫師或個案管理師的談話內容，主要還是圍繞在阿泰的身體狀況上，不太有機會談到伴侶關係。例如，服藥兩年以來，阿泰的頭暈副作用一直很明顯，推測原因可能是藥物組合中所含的「西寧」成分。阿泰也跟醫生講過好幾次自己平時的負面情緒，但直到最近一次回診，跟醫生談話時才意外得知，原來西寧除了頭暈，還可能會造成憂鬱的副作用。

「我們這才恍然大悟，原來可能是西寧造成他之前有這麼強烈的情緒低落！」阿豎描述著兩人當時有多麼驚訝。

驚訝之餘，他們也和醫生討論了換藥的可能性。由於申請流程，還需要一個月的時間才能換成新的藥物組合，不過也因為這次契機，兩人第一次和個案管理師有了比較長時間的溝通。

「我垃圾倒完了，我覺得他因為聽到可以換藥，應該也倒完了。」阿豎的語氣明顯有種鬆一口氣的感覺。一方面是終於能把過去的情緒垃圾都倒掉，而另一方面也因為過去一個月兩人的情緒衝突，這次終於知道阿泰的負面情緒是有來由的，因此阿豎十分期待在換藥後，一切都能夠有所好轉。

當眾被問，你是不是有什麼疾病

除了兩人之間的事情，阿豎也在阿泰身上看到了許多愛滋感染者會面臨到的問題。

有一次，阿豎陪阿泰去住家附近的耳鼻喉科診所看醫生，櫃台小姐當著所有等待看診的人的面問說：「阿泰，你是不是有什麼疾病啊？」當然櫃台小姐也可能是在講其他疾病，但阿豎當下還是會直接聯想到愛滋。

「後來每次經過，我都會說你要不要去檢舉她。」阿豎笑著說。

兩人也曾經目睹一些醫護人員因為阿泰是感染者，而有一些行為上的差異，「譬如護理師處理別人不戴手套，處理他就戴手套，或是注射後去洗手的動作做得特別明顯。」兩人常常會討論這些醫護人員的心態，或是討論哪間醫院的醫護人員比較友善等等。

「可是我們好像也沒辦法採取什麼行動，就是一直罵吧。」阿豎苦笑地說著。

除了就醫或是阿豎去做匿名篩檢，愛滋不太會出現在兩人的日常對話中，通常是聽到什麼新聞時兩人才會討論。「而且有時候會感覺不出來我們在討論的是他的病，就好像是在討論一個公共議題而已。」

阿豎也曾和阿泰一起參與了為感染者所舉辦的團體活動。那是一個氣氛很嗨的場合，大家參與時都十分開心，阿泰在團體裡面也表現得很平常，並沒有把自己私下情緒低落的那一面給顯露出來。阿豎也觀察到，其實阿泰在活動時都把別人需要協助的事情處理得很好。不過阿豎也知道，處理別人的事本來就比處理自己的事簡單多了。

「我想多了解他的世界，很單純。」當我們問阿豎為什麼想參與感染者的活動時，他這麼回答。

參與活動的過程當中，阿豎也意識到了一些事情，「我跟他的這段關係，其實他的感染者身分不是問題，疾病不是問題。」

汙名綑綁感染者，身邊人同受壓力

「如果你越了解這個疾病，知道它的傳染途徑，你會覺得，它也沒有那麼容易被感染啦，坦白講。」阿豎表示。

也因為對疾病的了解增加，阿豎對於日常相處的感染風險已經完全不擔心，反而阿泰還比較擔心一點，還是會希望阿豎每三個月就定期去做愛滋篩檢。「我們現在還是共用漱口杯和茶杯，他剛開始會說茶杯要分開，可是我覺得無所謂，都會直接說：

這水你不喝我喝掉囉！現在變成我們常常（互相）傳染感冒。」阿豎說。

訪談最後詢問了阿豎，身為感染者相異伴侶，最希望獲得什麼樣的資源？

「如果有兩個人共同參加的相異伴侶團體會比較好，因為非感染者這一方也在承受這個壓力。」

如果是單純的感染者團體，可能很難模擬出相異伴侶之間的感受和想法。阿豎很希望未來會有相異伴侶能同時參與的活動或團體，因為每一對相異伴侶的相處過程都不相同，如此一來就會有很多不同的經驗可以互相交流。

阿豎也表示，愛滋在現今的社會中還是相當隱晦的疾病，很多時候感染者的身分無法對身旁的親朋好友明說，相異伴侶只能默默承受著這種壓力。

阿豎和阿泰的故事並不複雜，但卻是相當常見的相異伴侶故事。在現代醫藥技術下，愛滋病毒並不會嚴重影響到感染者的身體健康，與伴侶或家人的相處也不需要特別擔心。然而這個社會對愛滋的汙名不但牢牢綑綁著感染者本身，同時也嚴重波及到感染者身邊的每個人。

〈後記〉

結束訪談前，阿豎分享了一個小故事。

在一次約會結束兩人要分別的時候，阿豎正準備上公車，阿泰突然對他說：「謝謝你，讓我有再一次愛的機會。」

那時候阿豎還不知道阿泰的感染者身分，後來才知道，阿泰之前雖然也曾短暫交過伴侶，但對方一知道他的感染者身分後，就不願意繼續跟他在一起，只選擇當朋友就好。

「我後來才恍然大悟，為什麼他講那句話。」阿豎說。

「心疼嗎？」我們輕聲地問。

「心疼啊。」阿豎淡淡地說。

撰文者簡介

索索

男同性戀，熱線愛滋小組義工。喜歡撰寫文字，正職工作也與文字有關。三十二歲加入熱線後才接觸到同志社群，也開始思考同志、性、愛滋這些身分或議題之於自己的意義及距離。四十歲前有嚴重的年齡焦慮，四十歲後才發現這是人生至今最美好的階段。

03 感染者伴侶阿馗的故事

不想被看見脆弱——傳訊告白與告知

撰文／喀飛
訪談／喀飛

訪談日期／二〇一五年十二月十日、
二〇一七年七月三日
完稿／二〇一八年六月十日

阿馗知道男友感染的時間有多久，他們在一起的時間就有多久。

「他向我坦白他是感染者，和他向我告白，是差不多同一個時間！」

帶著矛盾與糾結含淚告白

二十歲那年，阿馗在交友軟體上認識當時三十歲的他，兩人發生關係後，繼續有互動，見過幾次面。有一天，對方從臉書傳來訊息，承認自己是感染者，「我怕跟你講了會被你討厭」。隔著電腦，阿馗隱約覺得對方好像在哭。阿馗沒有覺得感染者有什麼奇怪，只是在想，要不要打電話安慰他。

「可能他以前被拒絕過，聽起來是想要跟我發展長期關係，可是又害怕跟我坦白是感染者之後，會被我排斥或是遠離。所以他跟我講的時候，我可以理解他心中的矛盾或是糾結。」

說不說、何時說自己是感染者，一直是許多感染者在交往中難以逃避、卻又掙扎著面對的難題。要在剛認識、彼此不算非常熟悉的時候說嗎？說了，會不會連互相認識的機會都沒有，立刻被拒絕？如果在已經認識或交往後才說，對方會不會覺得自己不夠坦誠，竟然隱瞞？也有感染者（在感染之後）因為社會壓力被銷磨得沒自信，甚至對於是不是能再有「伴侶關係」感到猶豫、退縮。或許就是和其他感染者一樣有這些心情轉折，阿馗男友當時也經歷一番掙扎猶豫，說出口就是面臨攤牌，擔心被阿馗拒絕而帶著害怕告知。

阿馗沒有拒絕也沒有逃走，他回想，被告知的瞬間內心的確有一點shock（震驚），但他沒有覺得害怕。為什麼不像一般人會害怕？阿馗認為，自己對愛滋是了解的，在校時曾參加同志社團，也擔任過幹部，即使過去在生活中並不認識感染者，社團裡的愛滋教育讓他對愛滋並不陌生，「像是傳染途徑、如何進行安全性行為、哪些行為會有風險，過去社團都曾邀請愛滋講師來上過課。」這些都幫助他不害怕，他知道哪些行為才有風險。

二〇一五年第一次訪談時，阿馗二十三歲，剛畢業正在當兵，有張帥氣的臉和標準好體格，面對愛滋議題，能夠侃侃而談、清楚地說出自己的想法，言談間流露著青春自信、落落大方的氣息。

被互有好感的人告白，本來應該沉浸在愛苗初長的喜悅，這時卻是加上感染身分的告知。對方原本是很有自信的個性，卻在那當下哭了，這讓阿馗趕忙安慰對方，告訴他不要哭。「他是那種有自信又愛面子的星座，不會在別人面前示弱，才選擇透過 Facebook 傳訊，避免當面告知時的害怕被看見。」

這個櫃比同志的櫃難出

阿馗認為，感染者出櫃有點像同志出櫃。大部分的人無法讓身邊的人知道自己的感染者身分，許多和感染有關的事，無法說出口。阿馗認識的人當中，男友是第一個向他出櫃的感染者，他不但不排斥而且接受他成為自己的伴侶。

第一年兩人經歷了磨合期，有次甚至還吵到要分手，冷靜一兩天後，又回歸如初。阿馗說：「那時候主要是溝通和認知的問題，和愛滋沒有關係。」交往後雖然沒有住在一起，但每個星期中會有好幾天阿馗都窩在男友住處。相差十歲在生活上不是問題，阿馗認為：「這樣有好處啦，他在處理感情上的事情比較成熟。」畢業後到外縣市當兵，阿馗每回放假回來，男友都會排休，整天陪著休假的阿馗；有時兩人一起出去玩，有時找朋友來家裡聚聚，男友為大家做菜。「我感覺得到，我是他生活中滿重要的重心。」朋友很多的男友，本來常和好友出去喝酒，兩人交往一陣子後，陪阿馗時間多了，男友還被朋友抱怨「見色忘友」！

兩人感情越來越好，互動也越頻繁，阿馗開始邀請男友到家裡，介紹給家人認識。對於九〇年代前期出生、二十歲世代的阿馗，社會環境的變化，出同志的櫃不是太難，母親早已知道阿馗是同志，對於阿馗的男友也欣然接受。男友到家裡次數多了，和母親無話不談，母親也很關心兒子的男友。但是感染者身分這件事，阿馗還是沒有讓母親知道。

會想讓母親知道嗎？阿馗說他是真的想過，但是沒那麼強烈。大學加入同志社團後，他就覺得出櫃對自己而言是重要的事，他嚮往出櫃的生活，不用再隱藏自己的同志身分，感覺沒有包袱。

但是感染的人畢竟不是自己而是男友，總是要尊重男友的意願。他也沒有認真和男友討論過這件事，他覺得，以現在的環境來說，「講了沒什麼好處，某種程度這個比（同志）出櫃風險還高。」阿馗打心底擔憂的是：「我怕母親對男友改觀，或是排斥；怕她直接表明拒絕，或是有意無意做出一些遠離的動作。」這是阿馗不想看到的狀況。隱瞞男友感染者身分，不方便之處就是，在男友和母親已經很熟悉之後，當男友離開最愛的職場工作，母親關切時卻無法對她講出真正的理由。

最愛的工作不接受感染者

感染者在職場被歧視並不少見，卻很不容易被看見、被呈現。因為不會有老闆或主管明白地用「你是感染者」為理由將員工解雇。在感染者自己把狀況升級到「意識自己是因為感染身分被歧視」之前，先是面臨莫名其妙被調離原工作崗位，接著是調整工作內容。

而這些非自願的改變之所以能夠運作，說明了職場權力運作的特色與現實——高度人際信任關係大於契約談判協議關係。求職不易、相對滿意的工作機會選擇更有限，員工因此很容易委屈妥協於主管／老闆的要求。

於是，這種明明白白因為感染者身分帶來的差別待遇，即使當事人心裡比誰都清楚，拿到檯面上討論，依法[1]就是不能這樣，可是現實的狀況卻是，極少看到感染者職場侵權案例被送進法院。

阿馗就曾經看過男友因為感染者身分而離開之前工作，以及後來經歷職場起伏的過程。

「他是一個工作企圖心很強的人，非常熱愛工作，喜歡追求工作上的成就感。但是自從他離開之前那個工作後，一年換了五、六個工作。他對自己（工作上的）能力、抱負的期待都還滿高的，被他喜歡的那間公司辭退，對他影響滿大的！」

阿馗男友曾在工作時手指流血，沾到給客人的物品上。本來事情過了沒有怎樣，隔一陣子在公司定期體檢時，感染者的身分被公司主管知道，主管聯想到之前的流血事件，覺得他不適合擔任原來的工作。「他們婉轉地請他換到不會和客人直接接觸的職務，可是那是我男友不喜歡的職務，他覺得（被知道的）感染者身分再待下去會有困難，就自己離職。」

過程中，阿馗想到了權促會，他請男友和權促會聯絡，工作人員和他討論各種處理方式的利弊，在阿馗男友最後決定離職後，權促會發函到那個公司，提醒他們以後不要再發生這種事。

「我明顯感覺到他後來滿懷念以前的公司，不管是公司制度、在同業內的水準、工作成就感，還有與同事相處的融洽，都是他夢寐以求的職場環境。」

那次事件後，阿馗特別注意公司體檢時是否違反規定驗ＨＩＶ，如果是男友公司體檢，他也會叮嚀注意。

擔心風險影響親密互動

相異伴侶中，有人是在一起一陣子後，另一半才發生感染（或告知）；有些人則像阿馗，一開始就知道。像這樣知道後才在一起，是否意味著：愛滋這件事，在阿馗和另一半之間，必然不會帶來任何影響？

因為具備愛滋知識、曾經受過同志運動洗禮，讓「感染者」這件事沒有變成阿馗選擇伴侶的排除條件，談起當初沒有太大的擔心就接受交往，阿馗很理性地分析：「我們在交友軟體認識，又是先上床才進到關係，約人的風險本來就在我的想像裡存在過。不過我們成為伴侶前只有口交，後來在一起之後也沒有「一〇」[2]），這些在傳染上的風險都是低的。」

不過畢竟和這個疾病如此靠近，這不是阿馗曾經歷過的事。親身遇到了，才會在一些隱微之處感覺到，「愛滋」夾在他們關係之間、生活之中！

二〇一七年第二次訪談時，阿馗與男友在一起已經五年，他坦承在一起兩年多、三年的時候，「已經很少性行為！」年輕的他說：「就是變得像老夫老妻，比較柏拉圖！」

曾在交往一段時間後，阿馗想過和他「一〇」，不過心中還是會出現一個聲音：

「是不是會有風險？」不只這樣，「有時候我的牙齦流血，跟他親親的時候就會想，流血好像不太好，腦中有個小掙扎，好吧，還是親臉頰就好。」即使男友服用愛滋治療藥物多時，也已經測不到病毒，但是阿馗心中「還是覺得有那個風險在」。

阿馗也曾經看過近年國外有關的研究結論：相異伴侶中，感染者一方若是長期服藥，測不到病毒超過半年，即使採取無套肛交，也沒有發生伴侶感染的狀況[3]。知識方面的說服力，讓阿馗自己內心認為，「之後如果有發生，我是不會再排斥。但是到現在還沒跟他『一○』，有其他更重要的私人因素。」男友會有期待嗎？「也還好，他沒有特別主動，我也沒跟他聊過。有可能他就是附和我，好像我不太想，他就不想。」

開放關係是感情穩定因素

這樣的性互動，對兩個二十幾、三十幾歲的年輕伴侶來說，讓人好奇兩人關係算穩定嗎？「一直很穩定啊！促成穩定的重要因素，因為我們是開放式關係。」

選擇了開放式關係，會去介入或討論對方和別人的性活動嗎？

「可能我比較年輕，都是我跟別人在外面怎麼樣，我男友比較——嗯，怎麼說，也不是睜一隻眼閉一隻眼，就是他可以接受，但是他不想要我在他面前談。」

開放式關係是你們討論過、彼此同意的模式？

「應該說，我先在外面發生過（和其他人上床），後來去跟他談。當然談這個事情很尷尬，怎麼談都很尷尬。原本不在預期，我又不想隱瞞。我用試水溫的方式：『我也有發生過』，講完好像他也沒有怎樣。」

至於男友會接受的原因，阿馗自己的分析是：「他有點迫於無奈，逼不得已吧。我認為，他覺得這是留住我的方式，但這個（理由）比例占多少我不清楚。」

兩個獨立的個體成為情人、伴侶，除了一開始互相吸引的動力促成緣分，要能繼續走下去、互相陪伴，都要經過一次又一次的互相了解、磨合，畢竟每個人有不一樣的成長背景、家庭環境、人生際遇、個人特質。阿馗和男友透過生活裡的聊天、討論，知道彼此想法，拉近兩人距離。

「他和我聊過，他在我這個年紀，是比較愛玩的人。所以他可以體諒，我說在我這個年紀，應該要出去多體驗，多消耗自己的青春。他那時候玩得比我還瘋，他覺得我玩得沒有他瘋，所以這方面他覺得還好。」

若要說男友接受，是不是有無奈的原因，阿馗觀察到，「我不確定，他是不是不要太常發生關係，有一兩次我想和他發生關係，可是他不要，可能他太累或是怎樣，我也不確定是不是到了他這個年紀的關係。」三十三歲也還很年輕，阿馗怎麼認為這是理由？「或許是他工作時間很長、很累啊，不管是心力上或肉體上，他也覺得沒辦法滿足我。他可能認為，放我出去，對他也是一種（有）好處的行為吧。這樣（開放式關係）一陣子之後，我們在一起，感情還是很穩固。」

聰明且細心的阿馗從互動中的小地方觀察、體悟到一些事，「雖然他知道我的手機有很多祕密，我也都沒有隱藏，全放在手機沒刪掉，但是我們彼此就是都不會去看對方手機。從這點來看，他應該是愛我的程度比較高，應該高不少！」

跟我一樣窮怎麼可以用藥？

儘管阿馗的觀察心得：「男友愛他比較多」，訪談中他談起他不希望男友抽菸的話題，卻十足流露出伴侶的關懷之情。

「他愛喝酒啊，他有一群好朋友，一個月就要喝一兩攤，和我交往後，頻率慢慢變少，現在比較少喝了。自制力算強的他，抽菸卻怎麼樣也戒不掉！抽菸的成癮性，我看比他以前使用藥物還高很多吧！他什麼都戒，就這個戒不掉，我就覺得納悶。」

訪談時正在當兵的阿馗，當時還沒有進入職場，我開玩笑地說，會不會是你男友工作壓力大的關係才常抽菸。「好吧，我也不知道。」反應快的阿馗想了一想說：「可是他沒工作時，和我出去玩，很開心也一直抽啊！」

感染前，阿馗男友常跑趴或三溫暖，衣、K[4]都用。算起來大概是在二〇〇二年之前，那是搖頭丸在台灣剛開始流行的年代，也是藥物性愛派對要開始流行的年代。

男友和阿馗在聊天中回憶這些已成往事的過去，阿馗說，他也不希望男友現在還用。不是因為一般人在意的違反法律，「我不是因為對用藥排斥，而是覺得這和吸菸很像。就像我贊成大家可以吸菸，但我自己不希望他吸菸，單純是為了身體考量而已，還有很貴啊。『毒品』很貴！香菸也很貴啊！那麼窮，跟我一樣窮，怎麼可以用呢？」阿馗年輕的語氣裡不像是指責，倒像是為顧慮生活開銷的伴侶叨念。

愛滋出現三十多年，醫藥及治療早已讓感染者脫離「絕症」威脅。不同世代的感染者和身邊關係人，呈現對疾病的態度和生活樣貌也有很大不同。二十多歲的阿馗，經歷過同志運動洗禮，對同志身分充滿自信、對愛滋知識侃侃而談，對疾病和感染者不再停留在恐懼，真的遇到狀況要處理，也知道怎麼找到資源協助，在這些（和以往世代）不同當中，卻也有一些時候要和隱微的「擔心」奮鬥。

〈後記〉

兩次訪談最大的感受，就是很開心在阿馗身上看到同志運動帶來的影響：理解愛滋、接受感染者伴侶、用平常心看待疾病。阿馗的同志生命，成長於同志運動蓬勃發展的年代，帶著自信出櫃，介紹男友給家人，不同於五十歲以上的世代，同志身分在這個世代是自信的驕傲，不再需要遮掩隱藏。可是，要不要在母親面前出男友是感染者的櫃，卻沒有（被接受的）十足把握而選擇不說。什麼時候感染者也能有一個可以自在出櫃的環境？這是愛滋運動需要更加努力突破汙名枷鎖的功課。

撰文者簡介

喀飛

參與同志運動超過二十五年，關注愛滋、老同、同運史、性權議題。喜歡聽故事、說故事、寫故事，特別是被忽略、不被看見的老年同志、感染者或關係人的故事。著有《台灣同運三十》（一葦文思，二〇二一），曾參與催生老年同志口述歷史出版：《彩虹熟年巴士》（基本書坊，二〇一〇）、《阿媽的女朋友》（大塊文化，二〇二〇）。

1〈人類免疫缺乏病毒傳染防治及感染者權益保障條例〉第四條：「感染者之人格與合法權益應受尊重及保障，不得予以歧視，拒絕其就學、就醫、就業、安養、居住或予其他不公平之待遇。……」

2「一〇」是指插入式肛交。

3 這裡提到的是著名的「Partner 2」大型研究，其結論是再次證實U＝U（Undetectable＝Untransmittable，測不到病毒就不具傳染力）的重要研究。詳見本書第248頁〈你明知道自己有，為什麼叫我拔套？〉註5。

4「衣」是「Ecstasy」的諧音代稱，正式名稱為MDMA，就是俗稱的搖頭丸、快樂丸。二〇〇〇年左右開始在台灣電音派對舞場流行，後來也被使用在藥物性愛派對上。「K」是K他命、愷他命，又暱稱為「褲子」。

04 三人關係感染者前男友達達的故事

如果我也是感染者，你會對我好一點嗎？

撰文／黃義筌（阿宅）、阿上
訪談／黃義筌（阿宅）、阿上、江蘊生
訪談日期／二〇一六年一月三十日
初稿／二〇一七年九月十六日
修訂／二〇一八年十二月二十九日

今天來訪的受訪者是達達，在訪談前，就知道這段訪談應該會很「特別」，特別「複雜」、特別「多人」、特別「難說清楚」。不像常見的愛情故事那樣，達達要說的故事裡，不是兩個人白頭相處的那種，而是前後共三個人進進出出、轟轟烈烈的青春愛情故事。

兩人八年關係的轉折

一開始，是達達先認識阿一，兩個人從大學開始交往，那時十八、九歲，兩人歷經了同居、考研究所、畢業、當兵、就業還有其他不及備載的晃眼八年。或許對很多人來說，八年的故事，已經很豐富、很深厚，但達達今天告訴我們的，卻僅是其中的八分之一，那些發生在第八年的情事。

那時候，達達自己在台北租屋生活，阿一只是偶爾去和他住，兩個人生活並不算很緊密。但阿一似乎很不喜歡達達租的那間房子，所以三不五時就想要達達搬家。剛好那時候阿一在桌遊店認識了一位十八歲的男孩小敏，小敏的公寓有間空房，阿一就不斷說服達達搬過去。當時，達達還不知道原來阿一早已對小敏有好感，「他就是設了一個局」，達達這樣說。

因為要看房子，阿一帶著達達，跟小敏見了面。

後來發展很奇妙，先不管房子要不要租，看完房之後阿一跟達達說，「小敏想跟你約抱睡」。達達說，當下聽到的時候，第一時間不是覺得自己男朋友跟他講這件事很奇怪，反而是覺得「原來我還有人要啊」！

達達說，其實他一直覺得他跟阿一的關係不太平衡。達達是一個比較沒有自信的人，常常對於兩人關係不像剛在一起那幾年那樣緊密覺得有點擔心，也會因為好像通常情侶在一起久了之後會同居，但阿一好像又一直沒有要跟他同居，達達因此心裡會有點慌，甚至會有點難過。

聽到有人喜歡，還是「第一眼看到就覺得他還滿可愛的」小敏說喜歡自己，達達其實是很開心的。所以那時候，看起來阿一好像也不介意，達達就說：「好啊，我可以跟他約啊。」

結果換成阿一很緊張。

感染者小敏的加入

達達說，他跟小敏約抱睡那一天，阿一一直打電話、寫訊息給他，好像很焦慮，怕真的會發生什麼事。也不知道是出於什麼理由，也是那個時候，阿一才告訴達達說，「小敏是愛滋感染者」。他不是很確定阿一告訴他這件事情，是因為擔心他感染，還是想用這個理由讓他退縮不要出軌，也可能這都是阿一告訴他的理由。不過達達自己倒是一點都沒有擔心，可能是「因為小敏真的很可愛」吧！

達達約了小敏到自己的房間，嘴上說約抱睡，晚上手當然不安分的摸摸打打了起來。但當達達要幫小敏口交的時候，小敏輕輕地把他推開了。

「可能是擔心（傳染愛滋），那時候覺得也沒關係，我們就只互打也可以。」

之後兩個人躺在床上，小敏不知為何便自顧自地對達達開始講起了他的故事：小敏在高中喜歡上一位同班男生，結果鬧得很不愉快，之後便逃家、休學，一個人自己到南部城市求生活，還在那裡認識了很多朋友。他也是在那時候成為感染者。大概在認識達達與阿一的前一年，小敏搬到了台北。

這是達達第一次聽小敏講他是感染者的事情，而且還是在剛跟他上床之後。我本來以為達達會像常聽見的感染者告知故事那樣，假裝鎮定、表現驚慌或甚至生起氣來。但達達只是抱著小敏，靜靜地聽他說那些以前的故事，他心裡只是想著：「這個弟弟真可憐、真辛苦」。達達真的、真的「不介意」。

誰先愛上誰

那次抱睡之後，達達才決定搬去小敏那間房子，阿一、達達、小敏開始同住一個屋簷下。之後小敏時不時會跑到達達的房間，找他跟阿一抱抱睡覺，當然也有摸摸打打。

但是和達達不同，阿一剛開始是會害怕小敏的感染者身分。當我們問達達，阿一對小敏是愛滋感染者有何感受時，「他很怕死！」達達這樣形容阿一。所以雖然阿一先跟小敏看對眼，但達達才是兩人中先跟小敏上床的那位。

不過，看達達跟小敏上床了幾次，也被達達拉著去同志中心篩檢幾次都是陰性，加上真的很喜歡小敏吧，阿一也漸漸放下擔心，甚至覺得就算感染了也沒關係。

達達說，有一次小敏要回診，阿一特別請了假，帶著兩個人先是做了篩檢，再陪小敏回診拿藥。離開醫院之後，阿一開著車載著達達跟小敏去宜蘭泡溫泉。泡完溫泉之後，三個人就一起躺在床上。達達說，那時候看到阿一抱著小敏，心裡還是有一點吃醋，「但後來阿一也把我抱過去」，心裡應該是暖暖的，也寬闊了些。那個時候，雖然沒有具體的說「在一起」，但達達心裡覺得三個人就是在一起了吧。

之後，小敏開始上課，三個人的生活變成阿一上班、小敏上學回診、達達家管。

但達達其實也不是沒有自己的事情，他還是個研究生，所以其實即便常常在家，他也有課業、期末報告、Meeting之類的事，生活並不比另外兩人輕鬆。但待在家的，常常被看成過得輕鬆、要多負擔家務的那位。「我朋友都比喻，我從房東變成房客，然後還要負責幫他們倒垃圾。」達達這樣描述他們之後的生活。

誰愛誰多一點

他常覺得，阿一有時候從外面回來，會覺得家事哪裡做不好、甚至沒在做事之類的，但他花時間處理家務的過程卻沒有被看見。另外，達達也常常當司機載小敏上下課或去醫院。

「但影響更大的是，我覺得我看得出來小敏和阿一比較喜歡彼此。」達達這麼說。因為不知道怎麼處理這樣的狀況，達達只好表現得比較冷漠，常常躲在房間，而阿一與小敏也不理他。

達達也曾試著處理那時候自己的冷漠。像是有一次回家，剛好撞見阿一跟小敏在做愛，他也就試著加入。但那一次結束後，阿一便上網炫耀：「我有兩個男朋友，他們都很愛我。」甚至阿一還會跟朋友說：「達達心情不好時，只要跟他打炮，他心情就會變好啦。」這些不體貼的話，反而讓達達心裡更怨。

達達也找了輔導老師談談這件事，希望讓自己、讓這段關係變好。

我問達達是什麼讓他沒辦法離開？

達達說，交往已邁入第九年，無法輕易放下，他覺得自己人生的黃金時期都在阿一身上了。

達達說，是離不開舒適圈，雖然搬家之後生活都很辛苦，但與阿一相處還是有一種習慣的安適感，害怕如果一個人了，一切就不同了。

達達說，是因為他跟阿一養了一隻狗，他曾經為牠把屎把尿、帶去動物醫院，無法放下狗狗，又怨懟阿一。

其實都是因為阿一，而不是小敏。

退出關係之後

後來，達達在新學期選修了一堂課，期末報告要寫自己的故事，他決定把這段關係寫下來。

當開始一點一點把這段關係寫下來，甚至去訪談小敏關於小敏與阿一互動的細節——那些屬於小敏與阿一兩人之間、達達無法參與的部分。寫著、寫著，達達才慢慢發現真的該是自己離開的時候了。

新學期一開始，達達在臉書上跟阿一說了分手，定了三週後搬離的時間。這一段期間，自己找了房子，離開的時候，請同學幫忙搬家。

當然，過程中難免也發生過諸如阿一跟達達說「都是我的錯」之類的，那些許多情侶分手會發生的事情。只是，後來達達跟阿一也像許多情侶般，把彼此的臉書從摯友改成朋友，再取消追蹤。直到最後有一天，發現自己已經不是對方臉書上的朋友。

訪談的時候，達達已經分手了一段期間，但聽得出來，他對阿一還是有很多情緒，而且只對阿一。

回頭看他倆在一起的最後那一年，其實讓達達想了很多、變了很多，特別是對親密關係、對愛滋議題的想法。

像是要談開放式關係或進入多人關係，達達一開始沒有太多抵抗，但也沒有特別的想法。就好像是一些情侶，因為從來沒想過「非一對一關係」，進入「一對一關係」，又遇到一位好像還不錯的「其他人」，就開始跟現在對象談「這段關係給我的想法」，問「要不要進入到開放式關係」。達達後來甚至去參與了多重伴侶相關的座談，聽聽其他人的經驗。

小敏加入達達和阿一的關係後，達達也開始嘗試與其他人約炮。「現在回想起來，我覺得我可能是在找那種被需要的感覺，就是在感情裡得不到的成就感、信任感，發現可以在其他人身上得到。」達達是這樣自我剖析。然而開放的過程中也遇到一些當初沒想過的困難或鋩角，要不要報備、對象有沒有範圍限制……之類的問題一一浮現。例如達達曾與阿一的朋友約炮，但阿一因此很不高興、感覺不舒服；或是阿一會嫌達達約炮的對象太醜，然後拿自己約炮對象的照片出來，「哦，實在是非常可愛，看了我都很想幹。」回憶這一段時達達笑著這樣說，但其實他覺得阿一比較炮友長相的做法只是在炫耀，展現某種反擊防衛的競爭姿態。「就是一種『不要以為只有你會，我也會，而且我搞不好也沒有輸給你』這樣子。」達達如此形容。

介意到不介意，再到捍衛感染者

此外，面對愛滋，達達也有些體會。

達達以前是「介意」的人。拓網交友還流行的時候，註冊個人資料有一欄是填寫是否介意對方是HIV感染者，達達勾選的是「介意」。即便因為接觸了社團、接觸了熱線，如果一個感染者問他要不要上床，他說他「還是會稍微介意」。直到遇到了小敏，真的發生關係之後，才發現原來自己真的可以「不介意」。小敏其實不只是達達第一個上床的感染者，也是達達第一個認識的感染者。

不只是這樣，達達的「不介意」也改變了身邊的人。達達用上床作為行動、篩檢作為驗證，接著透過跟小敏的相處與感情，再一起去宜蘭後，讓阿一覺得不擔心、甚至後來認為被感染也沒關係。

不只是這樣，即便分手以後，達達也會跟約炮對象說自己曾經跟感染者交往過。而也有一些感染者在跟達達約炮完事之後，跟達達出感染者的櫃子。達達可以跟他們聊、可以跟他們談。「我不介意」，達達這麼說。

分手以後，達達也回顧這段關係裡，後來的他似乎被困在「多重伴侶的關係不對等」的焦慮中，以致一直沒有好好的以「伴侶」的角色，去貼近小敏的「感染者」身分。或許是這樣的覺察，讓他後來更積極認識ＨＩＶ的議題，參與更多活動，甚至會主動規畫相關的活動。他開始對那些歧視、誤解感到生氣，也會想在網路上跟朋友筆戰、想要維護ＨＩＶ感染者的權益、改善ＨＩＶ感染者的環境。

很有趣的事情是，達達說，有時候心裡覺得沒有被阿一好好對待，或生氣阿一沒有像喜歡小敏一樣喜歡他時，他曾有「如果我是感染者，會不會阿一就會多對我好一點？」的想法。因為感染者好像比較需要被照顧，或是至少在回診、被提醒吃藥的時候，會常常得到更多的關心或注意。

比感染狀態更多的相異

「會不會如果我是感染者，或許我心裡最後就不會覺得不平衡？」達達幽幽地說著自己曾經這麼想。

我聽到這裡忍不住心揪了一下，看著達達一起苦笑起來。

如果故事中的角色對調，結局會有什麼不同呢？我們無從得知。但我們的確看到了，認識了小敏，對達達人生還有其他影響，就是和很多感染者的伴侶、親友一樣——開始關心愛滋議題、開始為愛滋議題而努力。人生中總是會有些苦澀的結束，卻也同時會有一些嶄新的開始吧！

〈後記〉

記錄達達的故事時，我一直想到「相異伴侶」這個名詞。「相異伴侶」在討論愛滋議題中，指的是一方為感染者、一方為非感染者的伴侶。然而，伴侶間的「相異」，哪裡僅止於有無感染疾病呢？可能是價值觀、可能是個性、可能是喜好，這些大大小小的不同，在關係維繫上也有著不同的重量。在阿一、達達、小敏的伴侶關係中，ＨＩＶ似乎不是相異伴侶中最重要的「相異」，可能生活中其他價值或想法的不同，才是關係衝突的來源。

為達達高興的是，事過境遷後，他能細細梳理那些看似複雜的關係，面對過去的自己。願我們都能一直有這樣的勇氣。

撰文者簡介

黃義筌

大家平常都叫我阿宅，一九八八年來到世上，是位射手座男同志愛滋感染者，二〇〇九年感染至今。成為感染者之後，體會到與過去不同的人生歷程，開始致力於性別議題、愛滋議題及青少年議題的倡議、教育與服務。目前為勵馨基金會新北分事務所的專員，協助三重地區的青少年、學校及家長，能更坦率與務實地面對性、性別與其他議題。

阿上

見本書第63頁〈一見鍾情——花開到花落的跨代戀〉撰文者簡介。

05 感染者伴侶阿哲的故事

峰迴路轉後的甜蜜日常

撰文／江蘊生

訪談／黃義筌（阿宅）、江蘊生

訪談日期／二〇一六年三月二十八日、二〇一八年三月八日

初稿／二〇一八年七月七日

修訂／二〇一八年十二月三日

時隔將近兩年，與阿哲約了第二次訪談。走下樓，在約見面的地點看到一個穿著樸素、剪了一頭俐落短髮的人站在那裡，要不是他先對著我笑了一下、揮揮手，我還真的沒認出那是兩年前我看到的阿哲。訪談計畫邀請了很多人，阿哲是少數在我們計畫中，時隔這麼久再次受訪的其中一位。在我印象中，第一次見到他是穿著正式、有

打扮過的樣子；今天看到的是一個素素的男孩站在我面前。

其實也已經不是男孩，阿哲已經三十多歲了。工作穩定且收入狀況算好，在台北買了間小房子，日子過得還算可以。從外地來到台北，阿哲與家裡的關係不近也不遠，但總認同著自己買的這間小屋子，這裡，就是他的家，跟伴侶阿賢住在一起，也就是阿哲認同的家人。

反覆燒不停　檢驗出感染

短暫的寒暄，問問他的近況，仍然保留著上次害羞靦腆的氣質與我們對談。阿哲是一位男性感染者的同性伴侶，二〇一五年因為阿賢身體出狀況，幾次看診就醫都沒好轉，加上阿賢有幾次出軌紀錄，讓他開始有些擔心。阿哲要求阿賢必須去檢查愛滋，才知道是因為出現愛滋的急性感染症狀。

「家醫科就看一些普通的疾病，醫生稍微問一些可能感染的問題，他就一直否認嘛，家醫科說，可能是一般感冒，他就是看都看不好。反覆發燒，身體起紅疹，也不算紅疹，就像是一個瘡，症狀就很明顯。後來我就說，要不要直接去做（愛滋）快篩？」

在這段時間，有一些蛛絲馬跡一直讓阿哲懷疑阿賢的身體狀況，包含他曾質疑阿賢是否偷偷跑出去玩，但阿賢無法回答。

「他在電話裡已經跟我承認他有怎麼樣了，當時我撂下狠話：『不管你有或沒有，我們這段感情就是結束了，但是後續該做的我還是會陪你去做。』」阿哲心裡有譜，阿賢在感情上背叛了他。本來要分手，因為擔心阿賢的身體狀況，開始有點猶豫。

我好奇的問阿哲：「有一種陪他最後一程的感覺嗎？」阿哲回答：「因為我相信他一個人沒辦法承擔。我就想說『陪到底』。當醫生宣布時，看著他好像真的滿可憐的。」對於愛滋，阿哲覺得阿賢可能沒有足夠的勇氣一個人面對這一切，才說出：「我陪你去做（篩檢跟事後的陪伴）。」

既怒又擔心　選擇先陪伴

聽著阿哲描述，可以感受到他當下的情緒。他怕阿賢獨自承擔疾病的恐懼與焦慮，怕他無法承受這一切，卻同時無法吞下被出軌的怒氣。說要離開，像是在講氣話，說給阿賢聽，也說給自己聽。那些矛盾的情緒，既愛他，也氣他。

我好奇地問阿哲，知道阿賢的身體出狀況，難道不擔心自己也已經感染嗎？他這樣回答我：「從那一刻開始我就覺得：如果他有的話，我也會有，就逃不掉了。但因為阿賢已經出現問題，還是先以顧好阿賢為主。那時候只在乎他有沒有感染。去大醫院看完醫生，醫生說他免疫力真的太低了，可能要馬上住院，不然隨時會有生命危險，因此把重心都放在他身上。」

我可以感受得到，雖然因為伴侶出軌而生氣，但阿哲依舊在乎阿賢的身體狀況，而且情況緊急，只能把自己擺在一旁，優先處理阿賢的問題。

當初篩檢時兩人一起去，阿賢陽性，而阿哲陰性。阿賢的免疫系統已出現問題，只好住院。在醫院治療時間，阿賢的媽媽都會來照顧，而阿哲每天上班前、下班後過去時，媽媽剛好都離開。趁著晚上沒人時，就在醫院陪他。阿賢雖然可以自理一切，但阿哲仍堅持要陪著阿賢。

看著伴侶感染，當時的阿哲還沒辦法釐清自己的所有狀況，關係裡他是照顧者，可以理解生病伴侶的情緒與低落。這些低落影響阿賢，也同時影響著阿哲。阿賢因為感染而自怨自艾，聽起來既像是在抱怨自己，阿哲也會受到這些情緒影響。然而，阿哲也有好多事情還沒有處理，當時兩人已經交往了五年，一直以來都是無套，還有三個月空窗期的未知狀態，必須擔著感染愛滋的恐懼繼續生活。還有，答應會在關係裡忠誠的另一半，背叛了信任，該如何處理？再者，未來與感染者一起生活，會不會有什麼問題？但這些都還不重要，眼前，先陪著阿賢度過。

伴侶關係大概就是這樣吧，當其中的一方面對問題，縱使不想影響到對方，但總是很難避免影響到彼此。阿哲在阿賢身體虛弱時，先放下了自己的疑慮與問題，只希望可以好好陪伴他度過這段時間。

不想再壓抑　反彈大爆發

漸漸的，阿賢的身體好轉了，兩個禮拜後出院。但在關係裡，阿賢開始面對感染者這個新身分，阿哲也開始學習接受有個感染者伴侶的新身分。對阿哲來說，要接受這個身分並不困難，阿哲的背景與生物科系相關，上網查資料，就可以知道愛滋能透過藥物控制、如何降低傳染風險及維持感染者身體狀況等，這些對於阿哲來說，並不困難。

我打趣地問了阿哲，難道網路寫的那些東西他一點都沒有疑慮嗎？阿哲頓了一下，說：「就像我們如果有注意安全措施，理論上應該不會有什麼問題，只要他按時吃藥，把病毒量控制在驗不出來。」對他來說，那些資訊就足以安撫他對於疾病的焦慮。

但是阿賢開始變得有點自怨自艾，很怕曝光，也很害怕自己會不會因為抵抗力不好而虛弱、容易被傳染疾病。

「發病過程中，他會覺得『為什麼會這樣？』，然後就對我發脾氣。一個月後我就忍不住了。我擺明跟他說：『今天到底為什麼會變這樣？我到底是哪裡對不起你？為什麼你要這樣子對待我？』就是跟他吵架。本來一直在壓抑，他也一直覺得我怪怪的，之後我就爆發了。」

阿賢回到工作崗位也是這樣。「他常常抱怨：『我就是一個感染者』，感覺別人都用異樣的眼光看他。就是他自我的感覺啊，別人不知道，但他內心會這樣想。我能做的也只是安慰他：『他們又不知道這件事，你幹嘛自己嚇自己。』」

除此之外，感染後的性生活，也變得不太一樣。連口交都不做了，偶爾就是打打手槍、親吻。阿賢擔心免疫力降低，小心翼翼避免各種可能感染或生病的狀況。阿哲曾因為阿賢太過小心而有些情緒，但兩人還是必須在關係中學習體諒或互相了解。

「醫生說他免疫力真的很低，他很 care 會不會突然生病、感冒，變得非常緊張。因為他（的工作需求）現在是不能感冒的，他會說：『萬一我感冒了怎麼辦？』或者是我可能會感冒，他就透露出擔心：『萬一你傳染給我怎麼辦？』」阿哲就會直接回說：「那你就不要過來，我們不要見面。」

阿哲回話方式有點不太一樣，阿賢感受到他的情緒，就會說：「那你趕快去把病看好。」

「自從知道我沒有被他感染，後來做一些行為時，他怕會傳染給我。像接吻時他會縮一下，『這樣會不會傳染給你？』」

感染易面對　背叛難消化

對阿哲來說，心裡最難過去的不是感染者伴侶身分，而是關係裡的背叛。「我覺得自己被拉扯，他是個感染者，也是個背叛者，我覺得我沒辦法下定決心應該要怎麼對待他，覺得很煩。」因為一直在背叛的情緒裡沒辦法處理，阿哲曾經提出分手的建議。

「在那一個月之後我跟他說：『我們分手，會不會比較好？』他的反應歇斯底里，就是哭啊，他說：『好啊，要分手就分手。』之後開始默默收東西。我們時間點每次都落得很奇怪，那時候大概已經十二點多，他說要騎摩托車回家，就帶那些東西，其他東西改天再來拿。可是當下那種狀況，我又會想，如果他發生什麼意外的話……我說：『好，現在分手，可是你也不用立刻走人。』」

當時阿哲仍在掙扎要不要分手。眼前這個人說壞不壞，說好，在一起也已經快五年的感情，哪有可能沒有好的地方。細細數來，有很多一起擁有的回憶、經歷等等，要分手真的不容易啊。每次半夜爭吵，隔天就轉變成在手機上繼續爭執，但要收東西離開，分手狀況就煙消雲散了。

「那時候遭背叛的情緒比較濃，我是因為他這件事情很生氣，所以想分手。因為感染這件事，我有朋友也正在經歷，看了他的遭遇就好像在看自己一樣。朋友是另一半傳染給他，當他另一半被篩檢出來時，我直接跟他說：『你就跟他分手就好了啊！』殊不知事情也發生在我身上。跟別人講這種事情很容易，但自己要去做，就變得特別困難，我又狠不下心。」

病後個性變　更尊重在意

阿賢感染後，阿哲有感受到他的不同。以前阿賢比較自我中心，想做什麼就做什麼；感染後，他會比較在乎阿哲的感受與想法。但這種改變是從哪裡來的，阿哲也沒辦法確定。阿賢感染後，兩人在關係裡更在意且尊重彼此的感受，情感關係走到這個關頭，經歷了許多事情，對阿哲來說並不容易，對阿賢也是。第一次訪談，阿哲留下一句耐人尋味的話：「所謂的成長是……剛開始交往時的想法，他就是陪我走過這一段。這幾年雖然還沒被家裡催婚（和女生結婚），但如果真的遇到，就各自要去面對家裡。後來就發生這種狀況，他現在可能不會結婚了，我們兩個現在比較會意識到：『以後要怎麼辦？』規畫未來時，會把彼此放進去。」

阿哲說，他不太清楚阿賢的改變是從哪裡來的。但我大概可以想像得到，一開始是因為出軌還感染，而對阿哲感到虧欠，開始轉變態度。慢慢的，也不盡然是因為虧欠，而是在關係裡，阿賢看到阿哲努力的陪伴與照顧，開始真正去想這段關係的未來與可能。

兩年後第二次訪談，我印證了那個所謂的成長與改變。阿哲談到阿賢的狀況，充滿了明顯的甜蜜感。整段訪談裡，我一直驚呼：阿哲像是有了一個新的伴侶一樣。

「他真的變很多，雖然說我們沒有聊過他的改變，但真的可以感受到他的不一樣。有時候可能有些小爭執，他會突然冒出一句：『你不覺得我真的變了很多嗎？』」

我跟阿哲大笑，這種爭執中的小小表示，像是在說：欸，我真的很努力付出欸，你連這點小事都要跟我計較。阿哲說，走到現在這個關頭，他覺得這種平平穩穩的狀況是對關係最好的想像。「我真的以前都沒有想過這種狀況，現在，有好多事情都可以跟他一起規畫，穩定到成為一種習慣了。」

疾病入日常　芥蒂漸消失

我好奇的問阿哲，感染者伴侶這個身分，對現在的他是不是還有任何影響？

「我本來都會陪著他一起去回診，之後因為工作的關係，沒有辦法不斷地陪他。」我打趣地問他，是不是因為每次看到的回診報告都一樣，就沒有太想陪著阿賢回診？阿哲笑了笑，我也笑了。

對阿哲來說，感染、感染者伴侶這些事，已經很完整的融入了生活，成為彼此日常的一部分，阿哲沒特別想過。阿哲回想，第一次訪談之後，似乎也就沒有再因為感染身分而有太多芥蒂。我好奇地問，難道沒有任何時候會讓你突然想起他的感染身分嗎？阿哲斬釘截鐵地回答說，沒有。其實可能多少會吧，他會在意阿賢的身體狀況，問問有沒有定時服藥，也偶爾陪他回診，這些都跟感染的身分有關係啊。但是對阿哲來說，這就是生活的一部分，感染身分，也就很自然地在生活中。

阿哲的生物相關背景，讓他很清楚知道感染後的相關狀況，阿哲知道，感染者體內病毒量（穩定服藥後）被壓在很低的數值下，這時不可能感染給其他人。我太好奇，忍不住問阿哲，那你們有無套做過嗎？「很少啊，有時候他可能會擔心。」

擔心，不只是第二次訪談時，阿哲說阿賢可能會擔心，第一次訪談，阿哲也說到擔心。那時候因為兩個人都會擔心，只會親親嘴、打打手槍，而阿哲曾經抱怨，這樣的親密互動沒辦法滿足阿哲對性的需求。但第二次訪談，阿哲說，如果阿賢擔心，那就戴套啊。真的要有風險行為，就只好「循序漸進」慢慢引導阿賢。

原本，兩人都會擔心做愛可能有傳染風險，之後慢慢接觸到各種資訊，都說明了感染者在測不到病毒量的狀況下就不會傳染，阿哲的態度慢慢轉變。到現在，反而是阿賢比阿哲擔心傳染的問題，阿哲想要慢慢鬆動阿賢對傳染的緊張與焦慮。

我聽到這個回答，心裡笑了一下。是啊，很多相異伴侶的故事都是這樣的，陰性的一方接觸各種資訊後，真的沒這麼害怕感染，反倒是感染者會比較擔心傳染給對方。

感染身分外　人生還很多

第二次訪談，阿哲在過程中充滿了對關係的甜蜜。那種甜蜜，像是因為這段關係帶給他與以前截然不同的期待與想像，而且是穩定的、是開心的，可以彼此體諒、理解或共同規畫未來。這個關係當然走來不易，經歷了許多大大小小的爭吵；感染後彼此的理解，像是：阿哲努力的尋找關於感染者的資料，關心阿賢的服藥及感染回診數據，而阿賢也不斷小心翼翼地保護著阿哲的身體健康；還有曾經困擾著阿哲的情感背叛。

我在想，這些事情，都是伴侶關係中很直接的挑戰，但這些挑戰也都讓他們更珍視彼此的存在。可能是因為經歷過這些，更能夠體諒彼此在生活中的難處，更能夠一起面對生活中的大大小小事件吧。

就如同阿哲突然談到的，「我覺得我們彼此更能坦誠地面對所有事情。」

訪談最後，我問了阿哲，對於這個訪談，他還有沒有什麼想說，或是對感染者朋友說？

「我覺得，他們（感染者）真的不需要把自己侷限在某個框架裡面，這樣除了自己很累之外，也會讓身邊的人變得很累。應該要多放下心防去談，畢竟人會失去耐心的，應該要多讓別人知道你在想什麼，讓別人知道怎樣幫助你。

「（對非感染者）還沒跟感染者接觸前，我覺得大家必須要有一個較正確的觀念（開闊的心胸），要不斷地去學習，去看那些資訊，重新去接受這些知識。去承認自己在每個狀況的焦慮、緊張、不足，接受自己的那個身分。不論是感染者自己，或是感染者的家人、爸爸媽媽，或者是伴侶。

「感染者必須要知道，除了是感染者身分，還有許多身邊的人跟關係，也同時是其他人的父母、兄弟姊妹。而感染者旁邊的人，也必須認清身邊有個感染者，認清這件事，才有可能好好的協助、陪伴感染者度過最艱難的那段時間。」

〈後記〉

兩次的訪談，我都可以感受到阿哲帶給我的靦腆與內向的氣質。訪談過程，我總必須一個接著一個問題，引導阿哲說出自己經歷的那些故事。我的印象裡，阿哲是個不善於表達自己，不曾真的好好整理過自己的情緒和感受，自然更說不上表達。最後問了他對感染者的想法與感受，阿哲的回答扎實地呈現出阿哲是在經歷多少陪伴、相處、溝通甚至是爭吵、掙扎後的想法跟感受。阿哲在阿賢感染愛滋後，雖然沒有花太多時間處理對疾病的焦慮，但我相信阿哲依然付出了許多心力在陪伴，陪著阿賢度過因為疾病汙名所產生的種種擔心跟害怕。

是啊，敞開心胸好好面對疾病，面對疾病可能改變關係，需要花時間坦然面對恐懼跟擔心，需要花時間陪伴，正視疾病所來帶的影響，或許是一個比較能夠好好處理與面對愛滋與伴侶關係的方式。敞開心胸，除了學習愛滋資訊，更是在關係裡開啟一個不同的空間，學習如何與關係中的另一方相處溝通。

「其實生活到最後，大概就跟正常人沒什麼兩樣吧。」我送著阿哲下樓，看著那樸素的男孩走進捷運站，真心替他們感到開心。我想，那句「沒什麼兩樣」的意思，大概是在說，哪段關係不是這樣經過許多風雨、爭吵、理解、體諒。愛滋對這段關係來說，就是在伴侶關係裡的其中一個議題。經過了這麼多年，大大小小的爭吵，阿哲與阿賢第二次的訪談結束後，也已經走過八個年頭，這段感情得來不易，也辛苦他們如此努力的維繫這段關係。

撰文者簡介

江蘊生 / Vincent

大學時期開啟了性別知能，後來拓展到社會學、人類學領域，雖然大學是念法律，但一直都不務正業，花在社會議題的時間比念法律還多。

台北人，嚴重左派思維，目前是個小小律師，人生有很大的比重在陪伴姪女。

有個不安於世的靈魂，所以努力活出不同於既定模板的人生。

06 感染者前男友阿國的故事

同一片天空，不同的風景

撰文／阿上
訪談／阿上、小嗨
訪談日期／二〇一六年三月二十七日
初稿／二〇一八年三月四日
修訂／二〇一八年七月二十一日

我曾到過南美旅行，在南半球的夜晚，旅伴興奮地指著天空要我看：「看！南十字星！台灣看不到耶！」當下的感覺好奇妙，明明頭頂上和台灣是同一片連綿的天空啊，只是處在地球的另一角落，看到的星斗卻是和台灣不同。

我不知道這次訪談的主角阿國和他前男友小盧是否曾有同樣的感觸。他們的故事開始時，阿國在南半球，小盧在北半球。而在他們在一起的兩年半中，又有將近一年的時間，換成小盧在南半球，阿國在北半球。不過兩人的交往已成往事，在接受我們訪談時，兩人已經分手快三年了。

即使分手三年了，阿國在網路得知我們的訪談計畫時，仍然充滿熱情地主動寫信給我們，表達參與的意願，「希望可以為這些朋友們盡點綿薄之力」，他在信裡這樣寫道。這並不是阿國第一次主動分享他的相異伴侶經驗，早在他們還在一起時，阿國便曾經在BBS站PTT上回覆一位剛和感染者在一起的非感染者，藉由自己的經驗鼓勵他們。在這個議題上，阿國似乎一直有某種動力。

訪談時初見阿國，三十上下的年紀、單眼皮、理個平頭的他，說話直率而爽朗，如果用圈內常用——姑且不論是否政治正確——的話語來形容，大抵就是「異男樣」吧！他自己也說，大學頭幾年還沒建立同志認同前，一直覺得自己也喜歡女生，「我那時還曾經覺得幹屁眼很噁心。」他笑著說。直到大學畢業後，才開始進入同志圈，接著陸續交往兩任男友。

拓網檔案公開揭露ＨＩＶ＋

退伍後的阿國，選擇到南半球打工度假。身處異國時，他在網路上認識了大他四歲、住在中台灣的小盧。那年是二〇一〇年，手機交友 app 還沒像現在這麼盛行，網路平台上的「拓網交友」仍是最多男同志使用的交友平台。我們問到他們如何初識，「那時好像是他來敲我，他來我的檔案這裡留言。欸等一下，還是我先去他那裡留言？我有點忘記了……」阿國抓抓頭有點不好意思地說：「五、六年前的事，太久了。」但是阿國非常確定的是：小盧在拓網網站自介檔案中，雖然沒有任何公開照片，卻清楚寫出了自己ＨＩＶ＋的身分，這點讓身為非感染者的阿國印象非常深刻。

之前阿國沒有認識任何ＨＩＶ感染者的朋友，但是大學時由於就讀相關科系，對於ＨＩＶ與愛滋病已有不少認識，當時的他便已經知道——「這個疾病就是慢性病啊。它如果發作（病）可能會造成很多其他併發症，讓身體機能迅速敗壞；可是它還沒發作（病）時，其實是ＯＫ的，把自己身體的免疫系統顧好，不會對你有太大影響。」也許是好奇，也許是沒有先入為主的偏見，他和小盧在拓網平台上互相留言一陣子後，就開始交換手機通訊軟體——當年比 LINE 更早流行的 WhatsApp，用它來三不五時地閒聊。在閒聊中阿國得知小盧是由他的前男友那兒傳染到ＨＩＶ，兩人後來分手，小盧已有五、六年沒有新的交往對象。

即使當時兩人分隔世界兩端，也沒見過面，小盧仍然經常主動傳訊息問候阿國，關心他打工度假等等生活大小事。也是小盧先在訊息中告白自己對阿國的好感，即使阿國一開始對小盧並沒有同樣熱烈的感覺，也沒有答應要進一步的發展，但小盧貼心的關懷依舊。幾個月後，阿國結束打工度假回台灣，利用阿國某次南下、需要找過夜住所的機會，因網路聊天而早已熟稔的兩人，第一次見面，當晚，阿國就借住在小盧住處。

「過夜！那你們有發生關係嗎？」我們問道。

「有，他有幫我吹。」這是阿國第一次和感染者發生關係。

「那個時候發生關係，你有擔心被傳染嗎？」雖然實際上，被口交根本不可能因此感染ＨＩＶ，但我們還是好奇阿國當時的感覺。

「因為我大學科系的關係，我很知道ＨＩＶ在什麼情況下會傳染，我們的這個行為，機率低到很低的。對，除非是我幫他，這樣機率比較高，可是他幫我就是，基本上那個機率太低了。」

當時的阿國並不會緊張。

距離時遠時近的愛戀

雖然那晚的相處並沒有讓阿國馬上承諾進入關係，但卻似乎有某種增溫作用。兩三個月後，阿國因故離開任職一陣子的工作，剛好小盧工作的場所有職缺，於是阿國就決定搬到中台灣工作，住進小盧租屋處，這段同居生涯也正式宣告了兩人交往的開始，「那時就是覺得，好啦，就跟他在一起好了。就是覺得有一個人對我這麼好，個性也是ＯＫ的，是一個善良的人。」阿國這樣說道。至於小盧是ＨＩＶ感染者，阿國說這並沒有影響他的決定，「對我來說，就是不能無套而已。其他的我覺得沒什麼影響。」

兩人的同居歲月關係非常緊密，因為白天算是一起工作（雖然分屬不同單位），有共同的同事，下班後是由小盧下廚煮飯，晚上一起看電視、睡覺。小盧是和他妹妹一起住，妹妹知道小盧的感染身分，也知道小盧和阿國的關係。從某個角度來看，阿國其實頗深入地融入小盧的生活圈。不過一起工作兩個多月後，阿國因為要準備公職考試的關係，必須搬回北部，但是有空時仍會回到中部住個幾天。北中遠距的關係一直維持了四個月，之後兩人的距離又隔得更遙遠了——因為小盧出發去南半球打工度假了。

說起小盧會決定出國打工度假，阿國覺得受他自己的影響很大。小盧之前就已經很嚮往出國打工度假的生活，「但他覺得他沒有那個能力，一個人去那邊要交朋友，要自己一個人生活，遇到什麼狀況，會覺得有可能沒有辦法處理。」阿國說，「我就一直鼓勵他，也覺得他應該要出去看看。」在阿國的強力鼓勵打氣與經驗分享下，小盧真的鼓起勇氣踏了出去，這一去，就將近一年的時間。

出發前，小盧特別買了視訊鏡頭給阿國，兩人經常在南北半球兩端講視訊（在我們的追問下，阿國透露「還有兩次視訊打手槍！」）。但是小盧出國大約九個月時，阿國實在太想念小盧了，要求小盧無論如何要回台灣一趟，而小盧也真的暫時飛回台灣一趟，兩人短暫聚首後，再飛回南半球完成工作。

以夫為天：阿國眼中的小盧

對於阿國一要求，小盧真的就飛回台灣，我們感到又甜蜜又有點驚訝。我們請阿國描述小盧是個怎麼樣的人，以及兩人的關係模式，阿國給了個很妙的答案：「我覺得他就是完全『以夫為天』那種。」聽到這個彷彿從過去穿越而來的詞彙，我們忍俊不住地發笑了。而阿國在訪談中，一共用了四次「以夫為天」來形容小盧。

阿國眼中的小盧，是個很乖很溫順的大男孩，不與人爭。個性單純善良，在關係中常以對方的想法為重。對於人生雖然不至於悲觀或消極，但卻也不屬於積極進取型，「那時他覺得感染後，就是找個工作，這樣平穩地過下去就好。沒有太大的理想或是抱負什麼的。」甚至，阿國還覺得小盧一直缺乏自信，需要不斷的鼓勵。

而這樣的缺乏自信，在阿國的看法中，是和感染者的身分有關的。甚至，阿國對感染者的整體印象，似乎也受到小盧特質的影響。

當我們聊到當初小盧在拓網上，為何會一開始就以感染者的身分認識朋友，阿國的想法是：「他就想，把他最糟狀況讓人知道，想要認識的人再繼續下去。因為他們不會抱太大希望，對自己這個身分（ＨＩＶ＋），感覺會沒有信心，沒有自信。」

「你說因為這個身分會沒有信心？」我們注意到阿國的用詞是「他們」，而不是「他」。

「對啊，因為他們是ＨＩＶ感染者。」

「透過什麼事情讓你有這種感覺？」

「就是平常聊天就會感覺出來，他們不太會主動去接觸別人，或對感情他們也不太有信心，不太會想去人多的社交活動。」

我們想再確認，「你說他們不喜歡？是小盧還是……？」

「小盧，別人我不知道啦。」阿國和我們都笑了。

性需求不同，默許外找

了解了在阿國的眼中，感染者的身分和小盧人生態度之間的關係，我們更進一步想要知道，這個疾病在雙方關係中，是否有其他影響。阿國說他們剛認識時，小盧還沒有開始服用抗病毒的治療藥物。「我會有點擔心他是不是哪天發病了，他的狀況不太適合得感冒之類的病，所以會比較擔心他的日常作息、飲食那些的。」因此，在日常生活中，會叮嚀他早點睡、多穿衣服。阿國還舉了一個例子：他們兩人一起睡時，由於阿國淺眠，但小盧會打呼，結果小盧反倒因此會睡不好而讓阿國擔心。

「蛤，他會打呼，結果是他自己睡不好，為什麼？」乍聽之下我們充滿疑惑。

原來有時小盧打呼實在太大聲，阿國會把他搖醒。知道阿國淺眠的小盧擔心自己影響阿國睡眠，睡覺時小心翼翼，甚至連翻身都不敢，反而變成自己的睡眠品質不佳。但是這又造成阿國開始擔心小盧會不會因為睡眠不足而使得免疫力下降，對身體有負擔。

除此之外，在性生活方面，小盧感染者的身分或多或少帶來一些影響。他們的性生活模式中，比較常是小盧幫阿國口交與打手槍，阿國最多是幫小盧打手槍，至於肛交，兩人則很少很少進行。很少肛交的原因，一來或許是擔任 bottom（被進入者）的小盧不太會放鬆，進行肛交時常會不舒服、會痛，甚至會流血。二來更重要的是擔任 top（插入者）的阿國，在伴侶親密關係中並不喜歡戴保險套，但是他知道和小盧做愛時一定要戴套，所以後來只有偶爾阿國真的很想要時，兩人才會發生肛交——而且一定有戴保險套。

兩人曾經討論過，如果阿國也被小盧傳染的話，對兩人的影響。阿國的想法是，就做好心理準備，想清楚如果真被感染要如何面對生活。小盧則是十分擔心這樣的事情真的發生，一開始小盧會問阿國會不會怕。如果真的讓阿國被傳染，「他會覺得對我很抱歉，很對不起我。」阿國回憶道。這也使得每一次阿國去做愛滋篩檢，回來告訴小盧時，小盧都會很緊張，一直要等到聽到結果是陰性，才鬆一口氣。

兩人對性的需求似乎也有些不同。阿國覺得小盧對性的需求不高，而阿國自己則覺得性雖然不是最重要的，但是卻是必要的——而且阿國不喜歡戴保險套。也因為如此，阿國和小盧曾經談過阿國與其他人發生性行為這件事。阿國說：「他知道自己的狀況，所以他說，如果我真的受不了，要去外面找，他也……就不要讓他知道，如果知道的話，他會很難過，對，他說不要讓他知道。」小盧默許阿國有其他的性對象。在小盧遠赴澳洲前，他又開口和阿國說了一次類似的話語。某種程度上，也呼應了小盧在關係中「以夫為天」的態度。

走到分岔的路口

就像許多兩人關係一樣，有些磨合不過的邊角最後終將成為兩人分手的導火線。在阿國與小盧的故事裡，「性生活不是主要的問題，主要的原因是個性。」阿國這樣說道。

小盧從澳洲回來之後，兩人持續遠距的交往模式，然而兩人的個性差異造成的摩擦卻越來越多。阿國的個性是很大男人，對小盧的要求比較高。在他眼中，不但一直希望小盧更有自信，也希望小盧能多念點書，敉平兩人溝通上的落差。另外單純的小盧做事經常不瞻前顧後，考慮得不夠周延，也讓他們常起爭執。

他舉了一個例子：「像出去玩，是他規畫行程的，他可能只是看到之前某一個別人的遊記什麼的就去，資訊沒有查詳細，然後到現場發現車根本沒開。其實都是小事啦，可是當下就會覺得很煩。」阿國會一直唸小盧欠缺考慮，小盧雖然乖順，但一直被唸仍會有情緒。在交往的後期，「我們兩個都被唸到很煩，他被我唸到很煩，我也唸得很煩。」阿國苦笑說，「到最後就是吵到吵架時間都比開心的時間多。」

最後提出要分手的是阿國。「是我們兩個都覺得退回去當朋友比較好，只是沒人願意提出來。後來那次，就吵一件事，我就講出來。」當下，兩人抱在一起痛哭，就在淚水與擁抱中，兩人分手了。

分手後阿國知道小盧很難完全放下，刻意維持不太頻繁的聯繫。阿國的擔心不是沒有道理，在阿國交往新男友又分手後，才從小盧口中得知，阿國交新男友期間，小盧取消了臉書上對阿國的追蹤。「知道我有新對象，他還是有點難過，所以不想看到我的 po 文。」阿國轉述小盧的說法。

而之後嘗試幾段新關係的阿國，從不避諱告知對方他曾與感染者交往，他覺得他有責任告知。其中有個人的反應讓他印象很深刻：那個人在得知阿國曾與感染者交往後，就刻意和阿國疏遠，之後在某次爭執中，明白告訴阿國，這就是他們無法交往的理由。「他會覺得擔心啊。他就覺得我是不是有可能會有。他們還是會覺得有那個可能性。」這些發生在阿國身上的事，使得他就算和小盧分手後，仍然一直關注社會對感染者的偏見。

最後才說的故事

就當我們以為訪談已近尾聲，確認過阿國還有沒有要補充或是有何疑問，而進入解釋後續行政流程時，阿國忽然打斷了我們，開口說道：「啊……還有一件事我想說……」

「欸？」

「我跟小盧在一起的時候，我心裡其實有喜歡另一個人的。」

阿國告訴我們那是一位服役時的同袍，他喜歡對方，但是對方卻一直用曖昧的態度回應他。兩人情感上的曖昧一直延續到阿國和小盧在一起的時候。阿國有告訴小盧這個人的存在。後來，在小盧出國打工度假時，阿國和這位昔日同袍有過夜的機會，也發生了關係，不過沒有到一〇。

其實從訪談開始，我們便一直隱隱然地覺得，這是一段愛得不怎麼對等的關係。這樣的不對等是因為疾病身分嗎？是因為個性不合嗎？而阿國最後忽然說的這一段，讓我們拼湊出另一個答案。我們很好奇地問阿國：「你現在會想要講這個是因為……？」

「我覺得這應該要提出來，就是在我跟他的關係這一段，嗯，就是我沒有這麼的美好或是怎樣，就是在我跟小盧的關係，心理上是有出軌的。」

「小盧知道你和他發生關係嗎？」

「好像有一次……分手前還是分手後，我們有聊過。」

話匣子繼續打開，阿國說道小盧最近和他聯絡時，不知是否因為這件事，曾半開玩笑和他說：「我覺得你對我很壞。」說到這，阿國帶著一抹苦澀的微笑，「他就是那種以夫為天的人，所以我覺得他值得更好的人。」他最後這樣告訴我們。

訪談後我一直在想：阿國選在最後才和我們說這一段，是他真的到那時才忽然想起，還是他一直在心中琢磨該不該說。如果是後者，是什麼因素讓他難以啟齒？那一句「我沒有這麼的美好」的背後，是不是反射出身為相異伴侶的阿國，對自己原本有某種自我期許？是不是許多相異伴侶，在這個充滿歧視與偏見的社會中，為了證明愛情可以超越疾病、為了對抗社會不看好的惡意，反而要背負著感情必須完美的壓力？

〈後記〉

愛情並非童話，何來完美。我深深感謝阿國無所不言的坦誠分享，我還記得訪談結束時，不知為何有著淡淡的感傷，在回家的路上，腦海中忽然浮起阿妹〈記得〉這首歌的片段：

「誰還記得愛情開始變化的時候，我和你的眼中看見了不同的天空……」

在這個故事中，小盧的天空就是阿國，而阿國呢？其實，任何愛情關係的兩方都不可能是完全一樣的人。個性上的差異、經歷上的差異、包括感染身分的差異，都可能讓關係兩方站在不同的位置上。而在不同的位置上看到的，是不是往往就不一樣了？

或許我無需過度感傷，即使分手了，在一起的那些日子也不會毫無意義啊。經由阿國轉述，我們知道小盧在阿國的期待下正在進修中，日子相當充實。而阿國自己呢，除了從這段關係中學到脾氣不要這麼衝，也是因為小盧，義無反顧地在分手多年後來參加我們的訪談計畫。

我們不都是這樣，都不知不覺地帶著舊情人的一部分，在人生路上繼續前行。

撰文者簡介

阿上

見本書第63頁〈一見鍾情——花開到花落的跨代戀〉撰文者簡介。

07 感染者伴侶法蘭的故事

怎知下個男友不是感染者？

撰文／傅凱群
訪談／傅凱群

訪談日期／二〇一六年六月二十日
初稿／二〇二〇年四月二十四日
定稿／二〇二二年六月十二日

二〇一六年中，我坐在熱線沙發上，等待法蘭與他的感染者男友小偉到來。由於先前接洽的都是小偉，我從未接觸過法蘭。他長什麼樣？個性如何？與小偉之間又有什麼故事呢？我內心隱隱期待著。

「鈴~叩叩叩！」熱線的門被敲響。高、精實、沉靜，同時有點侷促不安，是法蘭給我的第一印象。「相較於活潑熱情的小偉，兩人真是互補的一對呀！」我邊笑邊想著。隨後法蘭與我進入房間開始訪談，小偉則在客廳等待。

對愛滋陌生：曾以為感染就會致死

法蘭穿著樸實並給人穩重感，他說自己性格低調，尚未出櫃，對於同志與愛滋資訊也鮮少接觸。「我以前的想法停留在『如果感染的話，最後就是會因為這種東西而死掉』，通常會生病的，一定是不懂得愛惜自己、愛亂搞，而且會活得很痛苦，因為必須吃一輩子的藥。」在遇到小偉之前，「愛滋」是陌生的字眼，他從沒想過自己會有個感染者男友。

談過四場戀愛的法蘭，遇見小偉之前單身了四年半。面對愛情他既期待又害怕受傷害，四年半間雖曾嘗試認識其他人，但總是與那些人在相愛的路上沒有交集。直到三十五歲，他在公園認識了小偉。

對感情不抱期待的法蘭，遇上在前段感情中受傷的小偉，兩人卻像磁鐵般互相吸引。就算日子忙碌沒碰面，兩人每天都至少會通話聊天。「跟他在一起，不管是說話或相處，都讓我覺得非常輕鬆、沒有壓力，我們什麼都可以很自然地講開來，好像我們認識很久了，互動中常常很有默契，我第一次碰到這樣的圈內人。」兩個月的互動中，法蘭發現彼此價值觀契合，且小偉不拘小節、不給壓力的互動方式深深吸引著他，兩人感情逐漸升溫。

小偉體貼入微的行為則成為邱比特的箭，射向法蘭：「他對我一些小細節的關心跟照顧，有點出乎我意料，譬如說，他發現我的雨衣好像穿很久、有一點破了，下大雨時可能會遮不到或者是什麼的，他就偷偷幫我換了一件比較好的雨衣。這看起來很不起眼，或是可有可無的小事，讓我覺得很貼心，讓我感覺到他的在乎。」小偉溫暖的舉動，讓法蘭不再期待感情的心被點燃，當他向小偉確認彼此對關係的想法時，才發現原來兩人早對彼此都有好感。於是春水攪動，兩人的關係轉為情侶。

直到受訪當天，他們已在一起五個月，法蘭形容：「我們相處上就像是好麻吉那種，但感情上是屬於情人。看起來沒什麼特別，但就是因為沒什麼特別，所以才特別。」他用平穩溫厚的嗓音溫柔地說著。

生日許願，被告知感染身分

兩人交往前，法蘭不知道小偉是感染者。直到交往兩週後，小偉趁法蘭幫自己慶生時，用許願的方式將這件事透露給法蘭。小偉表示，隱瞞感染者身分讓他很有罪惡感，也希望這件事不會影響到兩人的關係，因為他很喜歡、也很珍惜與法蘭的關係。

回顧那天，法蘭說他當下並不震驚，早在小偉支吾其詞時，他便猜到，小偉若不是要借錢，就是生病了。但由於夜已深，上班一整天的法蘭已經累了，兩人沒有更多討論，便各自回家休息。

法蘭表示，得知消息後，他腦中曾閃過「為何不一開始就告知？」的想法，也因此有些不高興。但換位思考後，他明白要吐露這件事並不容易，也就釋懷了。至於小偉生病是不是真的被前男友傳染？法蘭認為，懷疑與追究無法改變已經發生的事情，思考後決定相信小偉。

真心喜歡，生病又怎樣

突如其來的消息，也促使法蘭重新釐清自己對小偉的感覺。法蘭說道，如果評估後發現不是真的喜歡對方，他寧願早早說清楚，也不願偽善地假裝不在意卻默默疏離，使對方傷心。而當法蘭檢視是否真心喜歡小偉或只是意亂情迷時，兩個多月來逐漸濃烈的情感早已不證自明。法蘭像在捍衛小偉以及這段感情般地說：「就算小偉生病是過去荒唐好了，我就坦白跟他說，你生病就生病啊，那又怎麼樣，這不會影響到我對你的感覺。我喜歡的是你這個人，你的個性，你的心，就是你很善良、很單純、很純真、很坦率的那種個性。而且感覺是越來越好、越來越真、越來越喜歡的。」難能可貴的愛情與想要維持關係的決心，使法蘭戰勝了對未知的恐懼和擔心。

面對是否要跟感染者交往，法蘭提到一個有趣且不無道理的觀點：若因知情感染身分便結束關係，並不能避免下一位交往對象就沒有愛滋，或甚至隱瞞感染身分。與其因為疾病就放棄跟喜歡的人在一起，法蘭寧願選擇與相處融洽的小偉及其體內的病毒共同前行。

法蘭另外說道，得知小偉的感染者身分、並確定要繼續維持關係後，反而讓他更堅定地想守護這段愛情。他說：「今天遇到的好對象生病了，決定要好好在一起後，我覺得我更有這個責任，更想好好地珍惜他。就像如果他有癌症，那也是生病啊，我還是會在他身邊照顧，那才是愛嘛。如果他沒有任何這種狀況，那我可能覺得大家玩玩沒關係。」也許在法蘭心中，過往「感染者會因愛滋而死」的印象仍影響著他，使他認為感染者的身體更為孱弱且需要被照顧[1]，進而產生比過往愛情中更強的愛憐與責任感。法蘭說道：「就這件事來說，這個病沒有什麼不好。」

初期的煎熬：我會不會也感染？

法蘭曾被小偉問道：「會擔心自己被傳染嗎？」法蘭坦承，聽到這個問題的當下他腦筋空白，無法思考。感情初期，即使他了解愛滋不是絕症，仍對可能生病感到害怕與煎熬。法蘭提及自己曾經擔心舌吻是否會導致生病，但小偉總是耐心解答他的疑慮，使他因更了解愛滋而放心。日常生活中，法蘭也持續試著不要將注意力放在感染風險上，並提醒自己定期匿篩即可。此外，兩人朝夕相處的互動，例如共飲飲料、親嘴等，更是不斷累積的證據。法蘭對日常情境中可能感染愛滋的焦慮逐漸降低。

兩人的互相支持，也是法蘭消除不安的利器：「我們沒有去特別承諾過什麼，就只有這件事情，我們一起講好，今天不管怎樣，發生什麼事情，大大小小事情都要一起去面對與處理，不管是好與不好」。法蘭說，如果自己真的感染了，他一定會難過，但不會對小偉生氣，他不願為此責備小偉。

為保護我忍受副作用，感動又心疼

基於保護法蘭，小偉在與法蘭交往不久後，便決定提早開始服用抗愛滋藥物[2]，以避免法蘭被自己傳染。法蘭一方面開心小偉開始接受治療，另一方面則心疼小偉從此需要夜以繼日地服藥。但偏偏小偉又剛好遇上貧血、腹瀉等副作用，並需要跨地奔波換藥，這些看在法蘭眼裡，使他既難過又無力。其中最讓法蘭難受的，則是小偉的自責。「我還滿喜歡親他的，但他有時候吃完藥會有一點噁心的感覺，他會說抱歉可能沒辦法跟我親親。」法蘭說，看見小偉因藥物副作用難受時，首要關心的卻是另一半的感受，讓身為伴侶的他十分心疼。

雖說無人可以幫忙承擔藥物副作用，但法蘭作為伴侶，仍試著陪伴小偉一起面對服藥的難關，像是鼓勵他轉念想成在吃維他命、督促服藥，以及提醒回診要提問的內容等。

此外，法蘭也發現，小偉會為了不讓法蘭擔心而刻意隱瞞自己身體不舒服的狀況，這反倒讓法蘭變得更加憂慮，擔心自己不能敏銳察覺到感染者伴侶的需要。他與小偉分享他的心情，並期待小偉能主動分享身體狀況，因為唯有如此，法蘭才能及時協助且真的感到放心。

消弭不安，主動提性邀約

法蘭與小偉在交往初期並未發生性行為，僅僅是親吻與擁抱便令法蘭感到滿足。然而法蘭卻發現，當自己因為疲累不像往常熱情親吻小偉時，「他就會說我變了，突然不太碰他了。他就以為是不是我開始害怕，還是在擔心什麼。」甚至小偉也曾問法蘭，是不是因為跟感染者交往，而不想發生性關係。

為了消弭小偉的不安，法蘭主動提出性愛邀約。兩人訂了高級旅館，備好增添情趣的扮裝服裝。可惜的是，也許因為太刻意準備以及太想要讓對方開心的心理壓力，兩人當天反倒沒能順利歡愉。

法蘭笑說：「從哪裡失敗，就從哪裡爬起來。」他們兩週後回到同樣的旅館。縱使上次事件讓法蘭有些陰影，但小偉一直處之泰然使他放鬆許多。不預設進度的情況下，兩人反而順利有了性。法蘭用「無欲則剛」形容這次的成功，他表示，這樣順其自然、不帶壓力的性，是他心中理想的性愛互動模式。

「愛滋這件事有出現在你腦海嗎？」我問。

「說實話，還真的沒有耶。」一方面，法蘭知道小偉有持續服藥；另一方面，他確定當時套子有戴好且沒有破。他不擔心這次性經驗會使他感染愛滋。

雖說兩人並未發生不安全性行為，但對法蘭來說，小偉過去的遭遇仍舊是一個警惕，提醒著性愛可能帶來的生病風險。因此，從跟小偉交往後，法蘭「不安分」的欲望便沒了。「今天搞不好只是我運氣好一點，誰沒有去跟人家怎麼樣，因為男生要去跟別人發生關係很容易，他今天只是運氣不好，然後碰到（被感染）。我今天是運氣好（未感染），哪天如果變成我運氣不好呢？所以從認識他之後我就沒有『亂來』了。」

除了自己心態轉變外，法蘭也希望對方不會偷吃，他認為，因為小偉是感染者，若知道自己生病還去約炮是「缺德、傷及無辜」的事情。法蘭既往的價值認為，兩個男人在一起會偷吃是很難避免的，但現在他卻覺得，任何一方偷吃都很難接受。性行為保持忠誠的立場，正好與小偉不謀而合。法蘭提到，小偉曾經說過無法接受對方偷吃，因為他無法容忍被背叛的感覺。他認為，如果他們當中有任何一方偷吃，就會毅然決然分手，言詞斬釘截鐵。截至本文完成的二〇二〇年四月，兩人卻也攜手走了五年。

回歸日常，交往越久愛滋影響越小

法蘭發現，交往越久，愛滋對關係的影響越小，反而日常相處的點滴才是構成關係變化的要素。他描述與小偉的關係是平淡且幸福的，回憶起來，法蘭記得小偉的諸多體貼，像是最開始觀察入微的買雨衣、不介意第一次性嘗試沒有成功、為了不讓自己擔心而隱瞞藥物副作用等，這些都令法蘭感動不已。甚至，小偉還曾經說過，若有一天法蘭要跟異性結婚[3]，他會放手祝福。考量到兩人的愛情得來不易，彼此不論個性或相處又這麼契合，小偉能在這些前提下說出如此體貼的話，讓法蘭覺得，小偉真是不可多得的男友。

然而，體貼就像兩面刃，小偉那凡事為法蘭著想的思考與互動模式，有時則會讓法蘭感到壓力。例如訪談前，兩人一起吃完法蘭想吃的牛排大餐後，法蘭才得知小偉早已吃飽，為了陪他勉強自己又吃了牛排。法蘭希望小偉在體貼之餘，也能多表達自己的想法，這樣才能更了解彼此。

細細回憶，法蘭倒也能想到一些小偉生氣的例子，而非僅是體貼配合或委曲求全，例如：小偉曾以撒嬌的方式抱怨法蘭沒有實現陪同就醫的諾言。現階段兩人的相處裡，小偉就連生氣都是柔軟溫柔的。

身為感染者的伴侶，在面對伴侶需求時，法蘭不時會出現茫然無措的感受。「當我知道對方有一些不舒服的狀態，我常會想，除了口頭上關心和提醒外，我還能做一些什麼更具體、更實質的照顧？」他希望自己能有更多的照顧知能與資訊。他也覺得，若能有感染者伴侶的支持團體，彼此分享心情、交流資訊與想法，甚至提供不同看法來突破自己的盲點，應該也能減緩他的徬徨。

雖然在愛滋議題上，生活中少了具有愛滋知識或相似處境的朋友，但小偉的家人和朋友都知道兩人交往並給予祝福，讓法蘭倍感支持。「我真的可以感覺出來，他們對我是真的很好，知道我們在一起，碰面時就很自然地打招呼、說笑聊天。坦白說我真的很幸運啦，他們對我也是滿好的。」對還未出櫃的法蘭來說，自己的伴侶關係能得到他人的支持與祝福，是很難得的體驗。

視為禮物，期望勿自覺低人一等

一路走下來，小偉的感染者身分，不僅沒削弱法蘭對小偉的愛意，「我反而會覺得這是老天爺給我很好的禮物，讓我覺得要更關心小偉。」相處下來，小偉是他最愛、最有感覺、相處起來最舒服的一任關係。在他眼中，小偉絕非不正常的人，也因此他希望小偉不要把自己視為病弱的人或覺得自己低人一等。

談及未來，法蘭的想法則是不做過分浪漫、不切實際的長遠規畫，他打算透過一個個短期規畫，慢慢累積彼此的回憶。例如：規畫明年一起去香港旅遊，再更遠一點，或許兩人可以一起租個小窩彼此偶爾去同住，並試著朝半同居的生活方式前進。也許就這樣，如同趙詠華所唱的〈最浪漫的事〉，兩人一起慢慢變老。法蘭說道，如果有那天，那會是一幅肩並肩坐在淡水碼頭旁邊看海邊享受陽光的畫面，不論是否歲月靜好，但能為彼此負重前行。

夜已深，法蘭與小偉還得去趕車回家，笑著揮手別過，內心深深謝謝法蘭願意前來分享這些故事。

〈後記〉

訪談完那日，我的情緒很澎湃，澎湃到我無法區分那些情緒究竟包含了什麼，以及從何而來。閱讀逐字稿時，我的心情隨文字再次起伏。戲劇化的告知方式與等待結果的緊張感、初次嘗試性愛沒成功的詼諧，以及彼此間好多的溫柔體貼。我的初稿因此反映了我的心情，充滿了粉紅泡泡。

過了一段時間，我重新閱讀文稿，則有更多情緒與體會浮現。我因此調整說故事的口吻，希望讀者別被我純粹的粉紅泡泡淹沒，進而更立體地感受這段故事。感受除了甜蜜外的心疼、感動與無奈。

心疼的部分，不捨小偉如同許多感染者一樣，在關係中經歷不安與自我懷疑，擔心對方在知情感染身分後，是否依舊愛著自己、是否會持續對自己有性欲等。換位思考，我做不到小偉所做的，能在與戀人關係美好的日子中，說出未來願意放手。這些互動細節都讓我心疼。

而在心疼中，我也跟著感受到溫暖。這份感動來自於，法蘭隨著與小偉交往，對感染者形象的認識變得更立體，從原先的感染者病弱觀點，轉換到提醒伴侶不要覺得自己低人一等。我看見兩人在不安中，一起往平等、相互扶持之伴侶關係方向成長著。

法蘭對感染者偷吃約炮的看法，除了本身對關係的期待外，也真實反映了社會對感染者性自律的高度期待與性風險高度問責的氛圍。聽聞這類說法，我總不免替感染者朋友感到無奈，畢竟，本應歡愉的性被視為不道德，令人沉重。所幸近年來，在U＝U（Undetectable＝Untransmittable，病毒測不到即不具傳染力）的科學證據下，我國司法判例對感染者蓄意傳染愛滋罪[4]已見轉變。至二〇二二年，已有兩起案件因感染者血液中的病毒量控制良好[5]，未因從事無套性行為而被判定有罪。我內心期盼著，社會大眾對於「只要感染者有性生活，就有可能傳染愛滋給他人」的想法，能隨著越來越多的科學證據而逐漸轉變，成就一個更包容的社會。

訪談時，兩人在一起五個月。訪談後，他們的故事仍在持續。二〇二〇年十一月，五個月的回憶已擴展成五年。後來的故事雖未可知，但我很謝謝法蘭的分享，謝謝他們讓我看見一段美好扶持的愛情。希望他們都能在關係中持續幸幸福福地往前。

撰文者簡介

傅凱群

綽號阿樂。熱線愛滋小組與感染誌志工、前學校社工師。長期關注性別、愛滋與同志藥癮議題，並心疼受其汙名影響的個人與關係。對人充滿好奇且相信人有改變的潛能。幸運地，在不公義與不友善的環境中，總能找到理念相合的夥伴，而對社會改變的可能性仍保持樂觀。

1現在感染者可透過穩定服用抗愛滋藥物，維持與常人幾乎無異的免疫及健康情形。

2二〇一六年五月後，台灣「愛滋病檢驗及治療指引」改為「確診即刻服藥」。在此前的建議則是，當感染者免疫指數下降到一定程度後再開始服藥，小偉當時免疫指數則在可自行決定是否服藥的範圍。

3訪談當時，台灣尚未通過同婚法律。有些同志仍有被逼進入異性戀婚姻的壓力。

4現行〈人類免疫缺乏病毒傳染防治及感染者權益保障條例〉第二十一條規定：「明知自己為感染者，隱瞞而與他人進行危險性行為或有共用針具、稀釋液或容器等之施打行為，致傳染於人者，處五年以上十二年以下有期徒刑」。

5根據衛福部二〇二一年四月六日公告之〈危險性行為之範圍標準第二條修正總說明〉，感染者穩定服用抗病毒藥物治療且維持病毒量受良好控制狀態（病毒量200 copies/mL以下）者，性行為不會導致他人被傳染愛滋。

08 感染者伴侶里歐的故事

相異伴侶不是界定我們關係的方式

撰文／阿上
訪談／阿宅
訪談日期／二〇一六年七月
完稿／二〇二二年七月

「我以前很慮病。記得幾年前有一次去大醫院驗愛滋，我非常緊張，緊張到等結果的時候，我吐了，在門口嘔吐出來。」

告訴我們這段經歷的是里歐，三十三歲（二〇一六年採訪時），過往曾對疾病憂慮恐懼的他，現在卻有一位已穩定交往兩年的感染者男友，彥廷。這讓我們在訪談之初，就對這個故事充滿好奇。

對的時間遇到他

從里歐的談話中，可以明顯感受到他是一個極度謹慎、凡事仔細規畫的人。從事新科技研發的他，講到他的研發職涯，眼中便散發出光芒，充滿著企圖心。他在國內完成學業後便負笈海外，拿到學位後在歐美、亞洲多個不同國家工作過，訪談時也仍在國外的機構任職。

我們原以為里歐既然長年隻身在海外，會有不少浪漫情史。但他搖搖頭，表示自己當時單身很長一段時間：「我是一個很慢熱的人，我對人的假設都是——你有可能會離開我，我不會讓自己那麼容易地非常喜歡一個人，另一方面也是讓自己不要那麼被一個關係所限制。」他另外補充：「特別是剛開始工作那幾年，我的工作會不斷移動，那段期間，我就只有 dating，沒有長期關係的計畫，因為覺得跟那些人的關係不會有未來啊。」

不過在里歐三年前職涯相對穩定後，他的想法開始有些調整，覺得似乎可以開啟長期關係的可能性了。二〇一三年一次回台的假期中，他遇見了小他十歲的彥廷。

「我們是在朋友聚會中相遇。」里歐說道。兩人交換了聯絡方式後，里歐重返國外的工作崗位，但遠距離的兩人仍有密切聯絡。「我覺得他的性格等等，各方面我都滿喜歡的，是可以相處的人。」他繼續補充：「我們那時每天都會講話，而且講話的內容是很有深度的。」里歐返台時，兩人也會約見面，兩人關係不斷增溫。里歐開始覺得：彥廷和之前約會的對象不同，他已起心動念，想要和彥廷一起規畫未來。

伴侶祕密，讓他想起過往的焦慮

那年九月初，兩人認識一個多月時，或許是感受到里歐的積極吧，彥廷忽然告訴里歐，他有一個現在還不能跟里歐說的祕密，「他要我等到告訴我那個祕密之後，到時候我再決定我們的關係要不要繼續下去。」里歐這樣回憶道。

敏感的里歐，當下其實就猜測：彥廷難以啟齒的祕密，是不是他有愛滋？伴隨這個猜測而來的，是排山倒海般的疑慮，里歐開始不斷地問自己：我有辦法跟這樣的人在一起嗎？他什麼時候會發病？他會不會在接受治療過程中不舒服，或是被人歧視？我能夠或願意承受他的情緒嗎？我有沒有辦法跟他一起面對這些狀況？我有沒有辦法在這樣的狀況下，經營兩個人的關係？

「我焦慮了一整個下午。」里歐告訴我們。

我們不免猜想當時里歐對於ＨＩＶ的情緒，一部分來自於他生長的年代。里歐小時候，愛滋病才剛被發現沒多久，在世人的眼光下就是個世紀黑死病。大概在里歐國小到國中的時候，台灣防治愛滋的文宣對感染者的描述竟然是「自作孽，活得痛苦，死得難看」。在這樣氛圍成長的許多男同志，對於愛滋總有莫名的恐懼與焦慮。里歐回憶他每一次去篩檢ＨＩＶ的經歷，都充滿緊張不安。而最讓他印象深刻的，是在他三十歲左右時發生的事情。

「我那時在台灣，有一次發生關係時幫對方口交，對方射在我的嘴裡，我後來才知道對方交往歷史非常複雜，他沒有跟我說，我就開始非常擔心。」里歐吸了口氣，繼續說。「然後我覺得我那陣子很常感冒，身上也長了奇怪的紅斑，去檢查很多次，卻一直找不到原因。」

焦慮的里歐找了朋友陪他一起去醫院做篩檢，也急著把背上的紅斑給幫忙篩檢的醫事人員看，想知道是不是愛滋病的症狀。也就是這次篩檢，極度緊張的里歐在等待結果時，不由自主地嘔吐，而且吐了一地。還好，篩檢結果是陰性（沒有感染）。而不明紅疹的原因也查到了，是因為使用抗生素造成的藥疹，與愛滋一點關係都沒有。但是這次經歷，讓里歐覺察到自己有很深的疾病焦慮。

在因彥廷不能言說祕密而焦慮的那個下午，里歐決定打電話給當年陪他一起去做篩檢的朋友，和他說，他猜現在約會對象應該是ＨＩＶ感染者，詢問他的意見。或許是朋友的理性分析，也或許是反覆的自我對話，里歐的恐慌稍稍緩解了：「後來覺得好像也不會怎樣，理性上那些知識我都知道，像是感染者可以用雞尾酒療法，平均壽命其實跟一般人差不多，短一點點，可是他又比我小很多，其實也沒什麼差別。」感覺得出來，就算里歐的恐懼並未完全消失，這個他很欣賞、讓他想重新再面對親密關係的男孩，在對的時間點出現，讓里歐還是想試試看一段關係的可能。

以了解消弭恐懼

那年十月初，彥廷終於告訴里歐他的祕密，但不等彥廷說完，里歐就先說：我知道，我猜你是感染者。兩人開誠布公後，某種程度上算是正式在一起。雖然大部分時間還是分隔兩地，但幾乎每天都會講電話。里歐每個月至少回台灣一次，遇到長假便能更長時間待在台灣，有些時候則是彥廷飛到國外去。兩人認真地經營著遠距離關係。

當感染者身分不再是祕密時，反而讓里歐有更多機會解決他的恐懼與疑惑。「彥廷是這方面的專家，他就是很了解，有些東西我不是非常有把握我就會問他。我一開始還問過一些很蠢的問題。」

「很蠢的問題是？」

「我有點忘記了。只記得有問過他，刷牙之後接吻，感染機率是多少[1]？還有，如果你的手指流血，我的手指也流血，或是如果你的牙齦在流血，我的牙齦也在流血，這樣子會不會感染？類似這樣的問題。」里歐補充道，「彥廷不只是回答問題，很多資訊是他主動提供，像是目前的數據顯示感染者穩定接受藥物治療，好像就算是無套也是不容易感染的，這件事是他告訴我的。我覺得他願意提供資訊，我擔心時可以隨時問，減少了我很多未知造成的恐懼。」里歐不只一次強調，彥廷很樂於分享專業資訊這件事。

里歐提到的，「感染者穩定接受藥物治療後，透過性行為傳染病毒的機率為零」，是近年國際上透過大型調查得到的結論，只要感染者穩定服藥超過六個月，血液中的病毒量少於特定數量時，研究結果顯示就算發生未防護的性行為，也不會將病毒傳染給性伴侶[2]。彥廷將這個資訊分享給里歐，似乎發揮定心丸的作用。

問到兩人的性生活，里歐便提到：「剛開始不了解這些時非常緊張。」里歐表示，

「那時覺得他是一個感染者，就覺得……我不知道該怎麼形容那個焦慮，就是覺得，是不是會有哪裡出問題？會不會發生什麼是我沒辦法控制的？」

彥廷藉由討論，讓里歐慢慢卸下焦慮。里歐回想他們開始有性行為前的經驗：「我一〇經驗很少，彥廷比較有經驗，他會教我。我們買了保險套，發生關係前，他跟我講了很多事情，包括，他有在服藥，病毒量測不到，傳染的機率是很低很低的，用保險套又多了一層保護。我自我認同本來是不分，但他說，基本上當一比較不容易被感染，所以讓我當一。他可以幫我口交，我不要幫他口交等等。」里歐補充：「如果他幫我口交，我是完全沒有被傳染的疑慮。我幫他口交的風險其實也很低，可是他說，我的個性是會因此非常焦慮，為了避免這樣，他可以放棄我幫他口交這件事沒關係。」

這樣的模式——兩人對親密接觸會密切地討論、做好事前規畫，對里歐非常受用。雖然開始性生活的頭幾個月里歐仍不時有焦慮，但當他因身體有不舒服而疑心，或單純忽然湧生焦慮感時，都會打電話給彥廷再次做風險確認，而彥廷也能給予里歐支持與安撫。現在問里歐擔不擔心有被傳染的風險？他很有自信地說：「他有服藥、我當一號而且有戴保險套，我覺得感染風險幾乎接近於零吧，可能我被車撞到的機會還比較高！」他想了想，再補充道：「我應該有一年多沒有再打電話給他確認感染風險了。」

而里歐說自己在遇到彥廷之前一〇經驗很少，但訪談中聽起來，現在的性生活好像並非如此，我們好奇地想確認。里歐回答：「喔，我現在比較喜歡了。」我們都微笑了起來。

優先服便宜組合政策，讓感染者受副作用之苦

對愛滋相關知識了解更多後，里歐也開始關心彥廷的服藥。目前抑制病毒的藥物（也就是俗稱的雞尾酒療法），需要每天穩定服用，才能達到最好的效果。由於太不規律的服藥，病毒可能會有抗藥性，醫生都會希望感染者不要「漏藥」（忘記吃藥）。當我們問愛滋是否會在性以外的方面影響兩人相處時，里歐提到的就是服藥這件事：

「彥廷都是大概十二點睡前吃藥，有時候我晚上打電話找不到他人，就會想他是不是又太累，不小心睡著了，怕他漏藥，我就會一直打給他。有一次我講出來，說我怕你睡著漏藥了。他很生氣，他覺得他沒有漏藥，不喜歡有人指控他漏藥。」里歐說道：「這是少數因為愛滋相關事情的衝突。」

我們很好奇為什麼里歐會這麼擔心彥廷漏藥，里歐告訴我們：「他換現在這組藥吃得還不錯，我希望能繼續下去，不要因為（漏藥產生）抗藥性又要換藥。他前一組藥吃得不好，會有副作用。」

彥廷開始服藥時，剛好碰到二〇一二年開始的愛滋藥費撙節政策：「開立抗愛滋藥物時，優先使用藥價低廉者。」這項政策施行前，原本醫生可以和病人討論工作狀況、生活型態等等，選擇開立副作用對生活影響最小的藥物組合。但在新政策下，所有剛開始服藥的感染者，都必須先從最便宜的藥物組合開始吃起[3]，而當時的便宜藥物引發不適副作用的機率極高，彥廷就是有副作用的感染者之一。必須在告知醫生副作用難以承受後，才能換下一組藥物。這一段過程，里歐都看在眼裡。

「我對藥物不是非常了解，他吃前一組藥時，跟我說吃得不好、有些副作用，我就是一直覺得可以忍就忍，畢竟你的健康還是比較重要，如果只是有頭痛或失眠啊而不舒服，有辦法用別的方法改善就好了。」但看到醫生幫他換藥後，彥廷的不適消失，里歐說：「現在想起來，（當時）我希望他忍，實在是不對的態度啊。也就覺得要想辦法讓現在這組藥可以繼續下去。」

看到歧視行為，打心底非常憤怒

里歐以前雖然也有認識感染者，但都不熟。對感染者的種種能深入理解、甚至感同身受，是在與彥廷交往之後。我們問他交往這兩年來對愛滋的看法有轉變嗎？里歐給的回答是：「我覺得我比較了解感染者的處境，跟面對那個汙名每天造成的恐懼。所以我看到很多歧視性新聞，我會生氣。我會想到他看到這類歧視新聞，想到很多跟他一樣的人，每天都在面對類似的事。倒不是說彥廷常遇到什麼，可是他看別人遇到，感同身受。那恐懼最深的，並不是你自己真的遇到什麼歧視，而是你知道那個歧視有可能會發生在你身上，它告訴你這是一個什麼樣的社會。我覺得我們是比較有資源的人，很多沒有資源的感染者遇到這些時怎麼辦？所以我現在看到歧視感染者的行為，我都非常憤怒。」里歐強調，「是那種打從心底的憤怒。」

同樣讓里歐很有情緒的另一件事，則和彥廷感染ＨＩＶ的原因有關。說到這個部分，里歐本來猶豫了一下，吸了一口氣後告訴我們：「我知道他會感染和安非他命有關。以前對使用安非他命只覺得可能對身體不好，沒有很清楚的態度，但我現在其實是非常非常批判使用安非他命這件事。因為使用後，無套的可能性大增，就我得到的資訊是，如果持續在玩安非他命，不僅很可能成為感染者，還會影響到人際關係。比如說，你會變得比較偏執、易怒，你記憶力會衰退，可能沒辦法持續正常生活，那個影響是非常多面的。我對娛樂性藥物是沒意見的，如果你要抽大麻，或是你要用搖頭丸，我不會覺得那是一件好事，但是我也不會覺得是件壞事，我覺得那是你的決定。可是如果你使用安非他命或者是古柯鹼，我會非常非常有情緒、我會有一種怒意，因為我看到它對我身邊的人造成的影響。」

移動限制與兩人的未來

感受到彥廷對里歐的深刻影響，我們也想知道兩人如何規畫未來。里歐告訴我們，他認為歐美的研發環境較佳，他幾年內有可能還是會回到歐美工作。彥廷在台灣的工作告一段落後也不排斥出國深造，兩個人可以一起在國外生活。但里歐一臉嚴肅地跟我們說：「我有工作機會去某個國家時，在還沒確定是不是獲得職位前，會先想到：那個國家彥廷能不能去？我就會先去查規定。」

咦？為何有國家會規定彥廷不能去？一開始我們還沒意會過來，後來才恍然大悟：因為彥廷的感染者身分。很多人可能不曉得，過去缺乏有效醫療手段、醫療資源有限，以及擔心疾病傳播的時空背景下，許多國家在早年設有對非本國感染者入境、停留或居留的限制。以台灣為例，外籍感染者之入境管理法條早在一九八七年訂定，以避免可能之感染者進入。依法條，在台灣停留三個月以上或居留的外籍人士，仍會被要求提出最近三個月內ＨＩＶ篩檢報告。若結果呈陽性，會被強制要求出境。換句話說，在這樣的法條下，非台灣籍的ＨＩＶ感染者幾乎是無法在台灣就學或是工作。然而離立法已過了二十幾年，不管是對疾病的認識或醫療手段都已大幅進步，這樣的法條不但被認為是過時的、對於防治並無實質意義，而且有侵害基本人權之嫌。台灣最終是在二〇一五年修法，取消對外籍感染者的出入境限制。

世界其他國家對於ＨＩＶ感染者的限制則各自不同，有的國家如新加坡仍保留像台灣之前的限制，感染者通常不被允許停留九十天以上，工作和就學都有問題；有些國家如澳洲雖然開放入境與停留，但感染者想要永久居留的話，須符合頗嚴苛的特定條件；但也有些歐美國家，基本上沒太多限制。

里歐告訴我們他一開始的煩惱：「我有一段時間有點擔心，因為有些國家我找工作很有把握，但是彥廷不能去。我曾經跟他說過，我覺得很焦慮，萬一我不喜歡現在這個工作，我要去新加坡、澳洲，可是那些國家你不能去啊。」他補充道：「我記得當我發現有的我想去的歐美國家，感染者可以去觀光，可是沒有辦法成為它的公民時，我也覺得非常緊張。」

里歐很務實，做了很多功課後，把彥廷不可能去的國家移出未來工作考量名單。「我現在不可以去那些地方，因為他沒有辦法去。」也找出政策無法改變時，變通的解決方案。他舉例說明：「像有些歐美國家，如果我先成為公民，然後申請我的伴侶過去，因為是伴侶，感染者身分就不是一個問題，我覺得它就是一個可以解決的狀況。」

「當我要搬家、要換工作，或決定要住在哪裡，感染者身分是一個非常重要的考量。」里歐告訴我們：「我會想，我要存多少錢在那邊買房子，彥廷什麼時候要跟我去？去的地方我的保險會不會 cover 彥廷？還有，我有存一些錢，確保他要回來台灣看醫生的（跨國交通費用），他可能每半年就要回來一次。如果定居歐美，回台灣機票不算便宜，我留一筆錢，確保他可以固定回來。」

縝密的計畫，熱切的語氣，聽得出來里歐是真的一步步擘畫著未來，而且不是一個人，是屬於兩個人的。我們不禁有些動容，也想到了里歐談過他與彥廷的相處：「我們都是願意談，我們了解對方，我覺得我們都是善良的人，不願意傷害別人、欺騙對方，不願意對方受到傷害，在這個基礎上很多事情比較容易解決。」

我們是相異伴侶？

Serodiscordant couple 是英文中稱呼一對「愛滋血清篩檢結果不同」的伴侶，也就是一方是感染者、另一方不是感染者的情況，由於實在太拗口，中文常用「相異伴侶」一詞來代替。我們訪談最終時，提到相異伴侶這個詞彙，里歐突然想到：「其實我一直都沒有覺得我們是相異伴侶欸。介紹我參加你們這個訪談的朋友也講到這個詞，我還想了一下說，哦，ＯＫ，我們是相異伴侶。」

里歐繼續解釋他的想法：「相異這件事，剛開始認識，兩人一定有很多地方要磨合啊，就像我以前都一個人，你要我每天跟一個人固定時間講電話，對我來講非常困難。他又是一個會講自己發生什麼事的人，我剛開始不是那麼有耐心，就覺得可不可以像講報告一樣講重點。像這樣的事情也都非常的……」言下滿滿覺得感染與否的差異，才不是伴侶間最重要的「相異」。

聽著里歐叨念著屬於伴侶間的日常，莞爾之餘，也隱然有些感受。相異一詞，指涉關係中的兩人「你的是那樣、我的是這樣」，但在里歐與彥廷的故事中，彥廷的愛滋身分，就如同里歐的職涯追尋，都不再是另一方的事而已，而是被放在自己的生命裡面，成為兩個人共同的事。既然兩個人一起感受、一起面對，是不是也就不再覺得有什麼「相異」呢？

〈後記〉

短短一個多小時的訪談中，濃縮了好多議題：我們聽到了疾病焦慮，也聽到了科學證據可以怎麼使力。我們也隨著里歐的描述，聽到了病毒治療藥物的政策以及感染者的出入境限制，是如何真真實實地影響伴侶生活。但讓我印象最深刻的，還是關係中兩人願意對話，願意換位思考，願意把這些當作兩個人的事，踏實地去構築兩人未來。我還記得里歐在訪談中說過：「我其實不會覺得相異伴侶是界定我們關係的方式。」

嘿，Can’t agree you anymore。我在心裡輕聲地這麼說。

撰文者簡介

阿上

見本書第63頁，〈一見鍾情——花開到花落的跨代戀〉撰文者簡介。

---

1 一個感染者的口水中HIV病毒數量並非0，但濃度極低，低到不可能透過口水傳染HIV病毒。只要嘴巴內沒有傷口，與感染者接吻不會造成傳染。除非未感染的一方，口腔中有明顯傷口，且接觸到未經治療的感染者的大量血液才有可能感染。

2 這是有名的「Partner 2」大型研究。詳見本書第248頁〈你明知道自己有，為什麼叫我拔套？〉一文的註5。

3 疾管局（後改制為疾管署）從二〇一一年為節省愛滋費用推行「新用藥者以同療效者、價廉優先」政策，這個政策下，二〇一二年六月至二〇一六年五月所訂的〈抗人類免疫缺乏藥品處方使用規範〉限制最多，初次服藥能選擇的藥物組合最少，且都是一天兩次的藥物組合，讓許多感染者深受其影響。只有在當事人出現強烈副作用且經醫師評估後，才能更換其他藥物組合。

「一線藥物依照機轉與價格高低被分類為一到四類，初服藥之感染者除特定醫療理由外，皆須從最便宜的一類開始吃起。一到三類免事先審查，僅以病歷抽審形式進行事後查核，第四類處方藥物則需事先審查。」「過於細分的結果，一方面限制了醫生開藥的專業自主決策；另一方面也忽略感染者為因應生活所產生的藥物期待，使其承受更多潛在副作用與多次換藥的可能，並增加其情緒負擔。同時，初服藥僅有一日兩次的藥物組合，也增加感染者因服藥而曝光的風險。」（節錄自陽明大學衛福所傅凱群碩士論文《愛滋感染者取得與服用抗愛滋藥物的建制民族誌研究》，二〇一八年）

此政策當時推出的背景是：隨著感染者壽命延長，治療人口增加，愛滋治療費用逐年增加。疾管局二〇一〇年公開承認公務預算不足（當時愛滋治療等相關費用是由疾管局編列公務預算支應，不是由健保支付），官方一度釋出「規畫由感染者支付部分負擔」的政策轉向，引起感染者恐慌，也讓民間愛滋NGO組成「台灣愛滋行動聯盟」主辦多場公聽會，力陳政策轉向的負面影響，希望官方慎重考慮、多聽民間意見、決策透明化。「台灣愛滋行動聯盟」在二〇一一年八月並舉辦記者會，呼籲總統應正視感染者醫療權益，提出國家級的愛滋政策（避免讓愛滋預算不足成為疾管局單獨面對的議題）。「由感染者支付部分負擔」的政策調整才中止，也影響疾管局後來尋求其他節省藥費的解決方法。

台灣愛滋行動聯盟由以下團體組成：台灣懷愛協會、愛滋感染者權益促進會、台灣同志諮詢熱線協會、台灣露德協會、台灣愛之希望協會、小YG行動聯盟、世界愛滋快樂聯盟、帕斯堤聯盟。

09 感染者母親林媽媽的故事

越近越疏離，關心壓力一線間

撰文／睡眠

訪談／睡眠、杜思誠（小杜）、江蘊生

訪談日期／二〇一六年七月二十六日、

二〇一八年四月二十五日

初稿／二〇一九年六月十七日

定稿／二〇二二年五月三十日

「那時候我去收拾兒子的房間，看到掉在地上的單子，想說是什麼，我撿起來看。一開始也沒有想到是這樣，在體檢報告上看到一個紅色的字。我就說，他有在運動嘛，身體是很健康的，看起來是很健康的。」

「紅的字我一查，心就整個沉了下來，是ＨＩＶ。」

一張健檢單引起的驚慌失措

愛滋這個沉甸甸的議題，就這樣突如其來地落下，而林媽不經意拾起的，是這段放不下的漫漫長路。

林媽接受我們兩次的訪談，一次是在二〇一六年，另一次是在二〇一八年。訪談一開始，林媽介紹她的兒子小迪：「我一直都覺得他是一個很有想法的孩子，基本上我對他，我……我很喜歡他。」聲音微弱而顫抖了起來，林媽接著說，「我希望今天的訪談不會造成他的困擾，或者讓他有任何傷害。」從乾啞的語句中，可以感受到林媽以小迪為傲且十分愛護。

林媽稍微停頓，才從情緒中緩和過來，斷續地說出當時的心情：「知道兒子感染這個疾病的時候，我們是非常的……很……很多的害怕，也很多的驚慌。」

林媽得知小迪感染是在二〇一三年，當時小迪快三十歲，林媽還是個上班族，白天有全職的工作，下班還要回家張羅晚餐、打掃家裡。沒想到意外發現檢驗所的報告。

「後來我跟我先生說，他打電話到檢驗所去。對方說：『這方面你可能要自己去問你兒子。』」

檢驗所轉告小迪，檢驗結果被家人看到的事。小迪回家很氣憤，問說為什麼要亂翻他的東西，侵犯他的隱私。我想這時小迪和媽媽都慌了吧，兩人對話停在這邊，彼此得不到答案，沒接住的情緒各自蔓延……

那林媽當時的心情呢？

「我心裡面有很多掙扎，也有很多疑問，但是我也不敢問，我怕二次傷害到他。我也一直告訴自己，這已經是事實，不用再問了。」

林媽的焦急與慌張潰堤而出，當時的她情緒沒有出口，卻更擔心再次刺激小迪，那種嚥不下也道不出的感覺，「像是從天堂掉到地獄裡面」，林媽這樣形容。

對林媽而言，體檢報告上的那串紅字有如五雷轟頂，疑問與惶恐在她心中擴散開來，第一時間能想到的是：「到底還能活多久？」對於這個疾病除了「絕症」這樣恐怖的刻板印象，當時的她一無所知。究竟要怎麼與還沒就醫的小迪互動、如何認識這個疾病並找到資源協助小迪？重重難題排山倒海而來，而她能想到的是上網找答案。

「因為社會對這個病的汙名化，讓我覺得……很無助。」想起網路上的負面資訊，那些說不出口的煎熬與無奈，林媽幾乎泣不成聲。林媽不光是要從擔心、焦慮中振作起來，在工作與家務外，還要獨自承受網路上的謠言與汙名，這其中的壓力令人難以招架。

無法不關心，更擔心造成孩子壓力

以前跟小迪聊到同志話題時，林媽都會因為擔心而難過流淚，「有一次跟他聊天，他說：妳跟我講話再這樣子，我談不下去了喔。」跟許多同志青少年一樣，小迪漸漸地不再直接對林媽坦露心事，開始跟家人疏離。「到他高中，我就突然好像失去一個兒子，他什麼都不跟我講。」這是小迪高中時給林媽的感受，而林媽也只能提醒自己，以後在小迪面前千萬不要流眼淚。

得知小迪感染後，他們的關係似乎從疏遠變成衝突。

首先，她發現小迪並沒有去看西醫，而是開始吃不知名的中藥粉。「拜託他不要再吃那個中藥粉了，我心裡這樣想，但我沒有講出來，我心裡就覺得他應該趕快去看醫生，但我又不敢這樣講。」林媽心中知道只看中醫不是辦法：「我試著想叫他去看醫生，但他就是會抗拒，他說：『你不要再插手喔，如果再插手，我就搬出去。』那種感覺就是：我已經很煩了，你不要再給我壓力。」

林媽因此改透過小迪的表姊間接表達關心，並傳遞她所看到的醫療資訊。直到後來在家裡看到藥袋，知道小迪去看西醫了，林媽才終於放下心中的大石。林媽也把心思放在小迪平日的飲食上，注意營養的需求。「那時候會去買靈芝啊、巴西蘑菇啊，他爸爸還會買給他牛樟芝。」可以感覺到，即便林媽面對小迪病情手足無措，卻總想著能多為他做點什麼，但這樣的關心方式，細膩敏感的小迪也有所察覺。「那時候他都不想跟我們坐在一起吃，自己拿東西去樓下吃，他找藉口說是要看電視。」

儘管母子關係在飯桌這回合又拉開距離，林媽仍試著同理小迪：「吃到後來他也很膩了，他應該也不想這樣被當成病人般對待吧。」林媽在這不太能說破的愛滋議題上，不斷調整自己的心態與小迪互動。

小迪在感染之後有段時間，在家總是穿著外套，林媽便覺得他遮遮掩掩，似乎在隱藏身上出現的一些症狀。有一次林媽看到小迪身上長了疹子，「我就說，欸！長了一個疹子。他就心裡很不舒服，跟我講：你以後可不可以不要對我的身體這麼大驚小怪！」

這回合林媽依然沒突破小迪心房。「在LINE上我就跟他道歉，我說對不起，我不知道你會這麼在意啊。」林媽發現，直接的關心會造成壓力，透過通訊軟體傳訊息反而讓彼此有溝通的空間。漸漸地，小迪也比較會跟家人坐在一起吃飯。

疏離衝突中埋藏著在意

這些看似不成功的溝通，其實小迪都看在眼裡。兩年後第二次訪談，林媽提到近期與小迪有一次重要對話。「我跟他聊到我姊夫前年才走，姊姊也需要被照顧，小迪就說我也可以多照顧我姊姊，我就跟他比『不』的手勢。我現在肩上已經很多責任，我要照顧的人太多了，我看他眼眶就紅了。他就對我說，這也是當初他不想跟我講的原因，他就是不想成為我的負擔。」原來林媽這些看似每每落空的關懷，小迪都有感受到，只是沒有或不知如何回應。

「聽到時我很高興，我終於聽到他的答案，其實他是心疼我。」在人際關係裡，我們時常想要感受對方對自己的在意，卻未必能獲得確認。這次能聽到小迪這麼說，我能感覺到林媽是非常欣慰的。林媽也向我們說起她當下未能說出口的心裡話：「我不想把他當成是一個負擔，我希望我的孩子不要覺得他是我的負擔。」母子兩人因為愛滋而衝突，可是也在愛滋衍生的互動中，看到彼此的付出與關心。

林媽對小迪的擔心不是從感染才開始，更早的時候，就因為小迪高中喜歡男生而煩惱，甚至也帶他去看過身心科。即使醫生讓她知道，同性戀是正常的，但她仍然擔心兒子的感情路會不會走得很辛苦。林媽跟當時一個信任的同事分享她的煩惱，同事一句話：「妳不是gay，那妳的感情有很平順嗎？」才點醒了她。小迪若有正式交往對象，多少會跟林媽提到他交了新「朋友」，也會帶回家吃飯和家人認識。

而在小迪感染後，林媽的態度又是如何呢？在前後兩次的訪談中，林媽對於小迪的感情，在意的地方有些改變。第一次訪談林媽說：「我不希望我兒子再帶給別人家痛苦。我是他的父母親，非常了解自己的小孩有這樣的……有這種經歷（的辛苦）……」想到一路上面對的種種磨難，她不願看到其他孩子或家長經歷同樣的過程。

第二次訪談提到小迪感情時，林媽已經可以笑笑地回答我們：「我有講，要注意自己的安全，也要注意別人的安全，但不要交朋友，我心裡比較沒壓力。」林媽知道這個想法很不符合人性，然而比起兩年前的訪談，她的擔心變少了，主要是不希望看到小迪被別人嫌棄，甚至是委屈地去找對象。「如果兩個人在一起不是那麼真心、願意為彼此付出，那我覺得與其這樣寧可不要。」說到底，林媽還是替小迪心疼，不願小迪在關係中受傷。

姐姐窩心支持，姪女扮橋梁

「愛滋病被汙名化，確實讓人們的心中蒙上一個很大的陰影，當你被感染之後呢，就覺得陷入了絕境。不管是感染者本身或家屬，應該算是一個很大的黑洞吧。」林媽這麼描述愛滋汙名。

「我幾乎在公司、同事不在的時候我都在流眼淚，一直上網查資訊，拿一本空白筆記本一直查一直記。」當時林媽還沒退休，一下班便埋首查找更多網路資訊。同事偶然看到她流淚，試圖關心，雖有些感動，仍沒有把原因說出口。

後來林媽的姊姊阿淑察覺她的狀況不對，幾次追問，林媽終於說出口。出乎意料地，姊姊給予正面的支持，她說現在醫療很發達，要林媽不要太擔心。姊姊的支持，讓處於無助當中的林媽覺得很窩心。

「妳不要太難過，碰到就碰到了，也沒有回頭路可以走。」阿淑阿姨更在意的是林媽母子如何度過這個難題。兩人討論之後，決定找阿淑的女兒小雯幫忙關心表弟小迪。沒想到從小就跟小迪關係很好的小雯，其實之前就已經知道他感染的事。之後小雯也成為林媽與小迪之間重要的溝通橋梁，協助傳遞一些林媽想表達而無法直說的關心。

參加親屬團體，不再覺得孤單

除了親友的支持，愛滋機構的協助對於林媽而言也相當重要。某次上網蒐集資料時，林媽查到了台灣露德協會的資訊，後來就找了先生一起參加他們的愛滋家屬團體。除了獲得醫療資訊，也聽到許多感染者的生命故事。對林媽而言，露德的家屬團體在過程中扮演很重要的角色，讓她知道自己不是一個人。「我本來覺得自己很孤單很害怕，但是到那邊以後，透過大家的分享，讓我覺得比較放心也比較安心。」

在團體裡除了得到不少能量，有些故事也讓林媽覺得心疼，希望能為感染者社群多做點什麼，「有一個感染者分享自己離家到外面住，他很難受，我心裡很替他難過。

他都不敢跟他爸媽講，我覺得假如家人能支持他多好。」

林媽講到這個故事時又難過了起來：「親子間為什麼有不能一起渡過的難關？」回想過往接收到的衛教背景，愛滋被描述的樣子充滿恐懼與未知；而當她吸收到正確的資訊和實證，才有辦法逐漸破除迷思，並且得以對抗汙名產生的歧視與恐懼。「孩子並不是因為壞才會被感染，有時候是在未知的情況下被感染的。當父母親的，當然會有很多的不捨，應該更敞開心胸去接納。」

「壞」是那個時代給予愛滋感染者的標籤，在釐清與掙扎的過程中，林媽意識到要撕除的是一個世代共同對愛滋的標籤。她明白接納的這段路十分辛苦，更希望其他感染者的家人面對心中的刻板印象時，能夠減少一點苦痛。

從遇見愛滋到經過五年歷程，接受訪談的當時，林媽還正在這條面對愛滋的道路上搏鬥著，一方面和愛滋汙名帶來的恐懼對抗，另一方面持續給予孩子無私的愛。期待這些流過的淚水，能滋養親子間的關係和信任，洗去對愛滋的恐懼與社會汙名。

〈後記〉

訪談中，林媽給我的感覺是很在意親子關係；除了要面對滿滿的汙名恐懼，擔心小迪的健康狀況及未來的處境，更在意小迪眼中的自己。她希望自己是個讓小迪願意主動分享生活的媽媽，是個孩子相處起來沒有負擔的母親，是孩子遇到挫折時會主動想到的靠山。這些想法在無形之中帶給林媽不少壓力和期許。訪談中只要談到親子關係或社會對愛滋的汙名，林媽都會流下心疼的流淚。然而她不願兒子為她擔心，在小迪面前總是隱藏情緒，表現出不在意。在接納愛滋的過程中，林媽一路跨越衛教背景的差距，獨自對抗心中的恐懼，並同時肩負著工作及照護的壓力，仍盡力在與小迪互動之間找到平衡。

撰文者簡介

睡眠

一九九五年生，社工系畢，現職社畜，熱線愛滋小組義工。因為身邊人感染，才開始認識愛滋。新冠肺炎兩年間，有著巨大改變，愛滋四十幾年了，有機會讓我們好好認識它嗎？

10 感染者弟弟小翼的故事

笑看人生，體貼裡藏渴望

撰文／索索
訪談／索索、黃義筌（阿宅）
訪談日期／二〇一七年七月二十八日
初稿／二〇一八年三月十九日
完稿／二〇一八年十月二日

小翼是個二十歲出頭的男同志。在開始訪問前，我心想這麼年輕的生命，會不會沒有太多故事可以講？結果我的猜想大錯特錯，這段故事的豐富程度完全出乎意料。在這裡先介紹一下小翼的家庭組成，小翼的家裡除了父母外，還有兩個哥哥，大哥是同志，也是一位愛滋感染者；二哥則是異性戀。小翼這次就是以愛滋感染者的弟弟這個身分來接受訪問。

童年不開心，逆境習以為常

小翼童年時期在家裡的處境並不好。小翼的父親觀念十分傳統，甚至曾經對小翼說過「你坐姿坐成這樣，要怎麼保護你的女人」，這一類充滿父權思想和性別刻板印象的話。而母親對小翼的態度也十分差，甚至不准他跟其他家人睡在同一樓層。此外母親也時常因為與父親吵架而負氣離家，並把問題推到小翼身上。兩個哥哥也受到母親的態度影響，認為母親離家都是小翼的錯。

「他們總覺得是我在惹我媽生氣。」小翼淡淡地說著。

童年在這樣的環境中度過，肯定不會是令人開心的事。小翼的語氣卻始終淡然，偶爾帶點自嘲，聽不出太多負面情緒；然而話語裡那種對於逆境的習以為常，其實透露出一種隱約的無力感。

上線紀錄洩漏同志身分

到了國中時期，大哥似乎已經全然接受自己的性傾向，對於同學的眼光也都坦然面對；小翼則花了比較多的時間面對自己的性傾向。由於三兄弟在家裡會共用電腦，因此二哥和小翼從下載紀錄發現了大哥的性傾向，而大哥也因為下載紀錄裡一些不是自己下載的內容而懷疑小翼，不過小翼並沒有明確承認。

上高中後，大哥交了第一任男友。大哥常假借聘請家教的名義，讓男友公開來到家裡，甚至曾當著弟弟的面調情。而小翼當時的反應呢？「我就默默地去看電視。」小翼回答。

後來大哥和男朋友時常吵架，只要一吵架就會在房間裡哭得唏哩嘩啦，小翼就會主動關心他。不過二哥比較會沉浸在電視或電腦的世界裡，不太會有反應。

小翼對於往事的細節記得十分清楚，訪談過程當中，每個人物的形象都很生動地浮現在我們眼前。例如：大哥的恣意與率性，以及小翼從小就被迫培養出來的隨遇而安、雲淡風清。

友善個管師，安撫感染驚慌

二哥從高中時期就到美國留學，大哥和小翼上大學後也都搬離家裡。此時正逢智慧型手機問世，大哥藉由交友軟體有了很多約炮機會，也因此和原本的男友分手。「我覺得他一直都很會跟人家聊天，可是我都不太有辦法跟人家聊下去。」小翼語帶歆羨。

然而小翼對於大哥的持續約炮也有些擔心。有時候假日兩人相約一同回家，大哥會趁父母睡覺之際偷偷出門赴約，還要求小翼等他回家幫忙開門。小翼覺得大哥很誇張，因此就會用「你到時候得愛滋喔！」「得病啊你！」之類的話語來回擊。

後來大哥身上疑似長出梅毒疹，就在小翼以及女同學的陪同下去皮膚科診所。診所醫生無法確認診斷，便建議他們到大醫院做切片檢查。小翼和大哥都有點不安和緊張，但還是用「搞不好會得愛滋病欸！怎麼辦？」「好像有可能耶。」這種半開玩笑的方式來掩蓋過去。

由於小翼要打工，大哥就由女同學陪著前去大醫院就診。正在忙碌時，小翼接到了大哥打來的電話。

「得了。」

「得什麼？」

「都得了。愛滋病跟梅毒。」

「真的假的？」

「真的。」

大哥邊說邊哽咽，開始語帶哭腔。可是小翼當時正在打工，沒辦法躲到太隱祕的地方，也想不出什麼安慰的話，只能先確認女同學還在大哥身邊後，在電話裡對大哥說：「那我下班再打給你。」

小翼下班打電話過去時，大哥和個管師聊過，情緒已經冷靜下來。他跟小翼說個管師人很好，還講了很多個管師告訴他的事，例如：要先測病毒量、需要按時服藥、不能隨便停藥，至於梅毒只要打針就會好……等等。

「他們有說打針很痛嗎？」我們問。

「他聽說好像會很痛，就開始上網查，邊查邊說：『啊～怎麼辦？好像很痛！』」不過聽得出個管師專業而友善的態度，對於剛得知自己感染的大哥而言，起了很大的情緒安撫作用。而我們也很好奇，剛得知消息卻必須繼續工作的小翼，當時在想什麼？

「其實我沒有太驚訝耶，」小翼回答我們，「因為當初就想，最壞的可能就是得愛滋。」

雖然沒有太大驚訝，但畢竟正值青春歲月，小翼還是替大哥感到相當惋惜。「我一邊工作一邊想，如果是我的話，有可能沒辦法接受，因為我覺得如果生病了，對於交往是很大的阻礙。」小翼表示。

哥哥藏不住祕密，弟弟擔心不斷

驗出陽性後沒多久，大哥的身上開始長蕁麻疹，而且嚴重到無法睡覺。就醫檢查發現體內的病毒量已經很高，需要開始服藥。不過很幸運地，大哥服藥後並沒有產生什麼嚴重的副作用。

感染那年暑假，大哥和學校同學們一起去了歐洲十幾天，認真參加活動之餘，也不忘把握時間約炮。某一次約炮時，提醒吃藥的手機鬧鐘響了，對方就詢問大哥是感染者嗎？是在吃什麼藥？感覺得出那裡的人對愛滋感染者沒有太大排斥。

歐洲回來後，大哥得了菜花，就去醫院接受電燒治療。「護士叫他屁股翹高一點，還用膠帶把他屁股貼開，他還比動作給我看。」小翼邊說邊笑。

聽起來大哥的性生活與感染之前同樣活躍。小翼對此有些擔心，也會詢問大哥約炮時有沒有戴套？大哥說有時候對方堅持不戴套他也沒辦法。此外，小翼也很擔心大哥的粗線條，會不會讓他感染者的身分被家人發現。

「他就在家裡分裝藥物，藥袋、罐子都隨便放，我就覺得到底在幹嘛？萬一被爸爸看到……」小翼十分擔憂。

然而聽起來大哥實在不是個擅長保守祕密的人，包括同志身分也一樣：「他回家常常有事沒事就跳來跳去，或在家裡旋轉，說什麼『我是仙杜瑞拉～』『我是小公主～』一些很瘋狂的話。」雖然小翼的語氣有點無奈，但我們還是忍不住邊聽邊笑。

母親扮柯南，套話諜對諜

「所以爸媽知道大哥的同志身分了嗎？」我們問。

「去年底知道了，」小翼回答：「不過只有我媽知道，我爸還不知道。」

大哥同志身分的曝光，起因於一支壞掉的手機。當時大哥的 SONY 手機螢幕嚴重碎裂，母親就買了一支新的 iPhone 給大哥。後來母親把那支 SONY 手機拿去修螢幕，修好之後就看到大哥安裝的交友軟體。小翼不確定母親究竟看到什麼，但一向不會打電話給小翼聊事情的母親，獨自消化了兩個禮拜後，居然打電話給小翼探口風。

「知道大哥最近發生什麼事嗎？」

「不知道，發生什麼事嗎？」

「你最近都沒有跟他聊天？」

「對啊，我們最近沒什麼聯絡。」

「你不要打草驚蛇喔，你不要問他，我沒有在問喔！」

在這通諜對諜的電話中，母親想要試探小翼知道什麼事情，但小翼也想試探母親究竟知道了什麼，又在懷疑什麼。是大哥的同志身分？感染者身分？還是交男朋友的事？而且小翼和大哥其實都有在聯絡，只是為了擔心被套出話才裝傻而已。

「我媽以為自己是柯南，想要套我的話。」小翼都會用很好笑的方式來譬喻。

母親電話一掛掉，小翼就立刻打電話給大哥，詢問大哥是不是有東西沒收好被媽媽發現？因為小翼印象中大哥好像有個分裝完的藥罐子放在房間裡沒收好。後來母親用 LINE 約大哥和小翼吃飯，但是一個約午餐，一個約晚餐。

「她手法太拙劣了，她想當柯南。但我們後來就一起約在很吵的港式餐廳，因為不想讓那個場面變得很灑狗血。」小翼說。

感覺得出母親想說什麼，但在那種場合又說不出口。飯後罕見地跟兩兄弟說還想聊天，三人就進了一個酒吧，點了酒。

「她一直沒有開頭，但過了一段時間之後，她就說：其實我都知道。我記得她沒有明確講說她可以接受同志，但有表示出她是可以接受的。」小翼一口氣說下去，「她說這兩個禮拜都睡不著，可以感受到，她消化這一切的過程滿辛苦的。然後她還不知道怎麼跟我爸說，而且感覺得出來她如果為了這件事情要面對我爸會很委屈，因為爸爸會覺得她沒教好。」

後來母親在酒吧邊講邊哭，大哥也跟著哭。母親最後說同志她不擔心，比較擔心健康，並暗示大哥要不要去做愛滋檢查。大哥那時已經感染了，不過他就用現在已經交男朋友了，而且目前過得很好來回覆母親，母親也沒有再追問下去。

哥哥分手男友竟然示好

大哥感染後交了一個男朋友——阿哲，同樣是大學生，年紀輕輕就在台北市的精華地段買了房子。「大哥就是享受這一切，然後就爽爽搬進去一個新裝潢的家。」小翼說。

但是和上一段關係一樣，這段關係最終還是因為大哥在外約炮而出現裂痕。

「我跟大哥講過好幾次，我說，你都已經感染了，難得還有人能接受你……」小翼說著，「就算你沒感染，可以找到這樣的對象，我真的覺得是天上掉下來的禮物。你看又有房子住，然後又供你吃、供你住，然後整天任你使喚，任勞任怨。」

阿哲時常找小翼去他家訴苦，並希望小翼可以幫忙阻止大哥繼續偷吃，但小翼對於大哥的行為完全沒有約束力。阿哲也告訴小翼，大哥有使用娛樂性藥物。

不過阿哲本身也有些狀況。有一天，他傳訊息給小翼，說有大麻還是什麼藥物，要不要一起來 high。「我想說啊，你之前跟我抱怨說他用藥，很ㄎㄧㄤ啊什麼的，現在又找我去，究竟是什麼樣的邏輯？」小翼的吐嘈總是很精準。

有一天阿哲生日，也是小翼生日的前兩天，阿哲如往常一樣找小翼去他家打電動。小翼去了之後才知道大哥和阿哲剛分手，已經不在他家了。而且原來阿哲有嚴重的躁鬱症，好多朋友聚集在他家陪伴他。

眼見大哥不在那裡了，小翼便想要離開，但阿哲表明希望小翼留下，小翼擔心阿哲病發而不好意思拒絕。雖然有很多朋友在，但阿哲自始至終都一直在和小翼互動，例如：幫小翼染頭髮、抱著小翼睡、和小翼一起抱怨大哥，甚至拉著小翼到屋頂上聊天。

「他就呈現一種：你只要拒絕我，我就立刻跳下去，我覺得很可怕。我感覺得出來他想要跟我告白，但我當下要顧及他生病的事，而且就在頂樓喔！完全沒有任何圍欄的地方晃來晃去。我一直打哈哈，他也感覺得到我在敷衍，我就想辦法趕快結束，回到安全的地方。」這段經歷聽來有些驚心動魄。

小翼後來又在阿哲家多待了兩天，直到自己生日那天，才以「和朋友晚上有約」為由脫身。

當義工，平常心看疾病

「聽起來愛滋和娛樂性藥物對你來說好像都沒什麼差，是因為大哥的緣故嗎？」我們問。

「可能是因為在當愛滋義工的緣故吧。」小翼回答。

大哥感染愛滋之前，小翼對愛滋並沒有太了解，也沒有認識其他感染者，只知道會透過血液或無套性行為傳染，但並不會立即造成生命危險。直到大哥感染後，和小翼分享許多個管師提供的資訊，小翼才逐漸了解到，這個疾病其實是可以用平常心去看待。

後來小翼當了愛滋義工，吸收許多愛滋與娛樂性藥物的相關知識，更看見了感染者與藥癮者的日常面貌。小翼不時和大哥提及自己當義工的所見所聞，希望大哥知道，自己不會用批判態度看待他的約炮或用藥，而願意跟自己多講一些。

小翼後來曾用比較開放、不帶批判的口氣詢問大哥是不是有在用藥，大哥總是用「那是之前啦～偶爾啦～」的話語帶過，但聽得出就是有在用。不過從平時的相處，小翼感覺不出什麼異常就是了。

看媽媽受委屈，不願見憔悴

採訪最後，小翼跟我們分享了大哥感染後，他和家人間關係的轉變。小翼常告誡大哥，出去約炮不要無套，而大哥雖然平常很少關心小翼，但只要遇到困難都會來找小翼求助。像是前男友曾經威脅要把大哥感染的事告訴母親，大哥就找小翼討論對策。

「我很意外他會跟我講這些事情。」小翼說。

「你會擔心母親知道大哥感染這件事嗎？」我們問。

「當然會啊，我很怕到時候又要看到我媽很憔悴的樣子。」小翼回答。

「你很在乎你媽很憔悴的樣子？」我們對此有點驚訝，畢竟才聽過小翼童年的不愉快經歷。

「我一直覺得我媽在婚姻裡滿委屈的。」小翼說，「雖然我小時候一直很討厭她，但後來我們大學後都很少回家，變成她逢年過節都會希望我們常常回家。」

「那二哥知道大哥是感染者嗎？」我們詢問。

「知道，是他一年半前回台灣時知道的。」小翼直到訪談前與二哥的通話中，才得知大哥和二哥有次聊到約炮時，無意間透露。

二哥：「小心得病啦！」

大哥：「得什麼病？」

二哥：「愛滋病啊！」

大哥：「你怎麼知道我得愛滋病？」

於是二哥就這麼得知。轉述到這裡，小翼表現出無言的表情，大哥果然不擅長保守祕密呢。二哥在得知的當下，即使內心驚訝也強作鎮定，假裝自己早就知道了。

小翼在電話中繼續追問二哥得知後的想法，但二哥就是個標準直男，不易表達出情緒性的感受，只能講出一些較實際的想法：「得了病就吃藥啊」、「除非我流血他也流血，否則不會傳染啊」、「不會想讓他煮菜吧，萬一切到手怎麼辦，反正他也不會煮啊」、「如果有人對他不友善，還需要跟他當朋友嗎？只要有可以理解的朋友就好了」、「如果爸媽知道了，就把愛滋病的研究論文拿給他們看啊」。

「那你會擔心大哥被欺負嗎？」我們問。

「會是會，我去當愛滋義工後，他比較願意跟我講這些事情。」小翼回答，「我也覺得可以讓他感受一下這邊（對感染者友善）的氛圍。」

小翼答應接受訪談，是希望未來如果大哥遇到什麼狀況，例如被父母知道感染的事，這個訪談計畫能夠幫上忙。

「那你還有什麼特別想對大哥說的嗎？」我們最後問。

「前一段感情非常可惜耶，」小翼說，「如果能找到穩定的對象，可不可以不要再玩下去了，畢竟已經玩這麼多年了。」

「你有跟大哥說過嗎？」我們詢問。

「有。有一次他男友買錯煎餃口味，大哥就一直數落他，男友就不爽，負氣冒雨跑出去買煎餃。我就說，難得有人接受你，為什麼要這樣對人家？就不能好好重視這段感情嗎？」小翼還是比較擔心大哥對感情的態度。

面對感染後依然脫線的大哥，小翼始終擔心他的健康和感情。小翼曾在美國行中，和二哥女友相處愉快，間接改善了和二哥的關係。二哥離開台灣後，母親也需要透過小翼來打聽大哥的近況。訪談中感覺出小翼始終很努力，想獲得家人的認同與依賴，與家人的關係似乎也在慢慢改善，然而小翼仍然感受得到父母對大哥的偏愛，或是會選擇性地稱讚二哥變成熟。

相較於提到家人時的侃侃而談，小翼在訪談中很少談到自己的感受，或許跟他壓抑的成長經歷有關。那是一種很在乎別人看法，卻刻意貶低自身感受的人生觀，畢竟我也時常有這種「覺得別人的觀感才重要，自己的想法都不重要」的情緒出現，不過我沒有跟小翼求證過。

〈後記〉

採訪長達兩個多小時，內容相當精采，小翼永遠都可以信手拈來大哥的各種妙事，述說故事的氣氛十分輕鬆，完全不覺得時間過了這麼久。撰寫時，聽著錄音檔裡小翼平靜的聲音，始終有種心疼的情緒揮之不去。雖然採訪主題是感染者的親友，我們也看到了大哥感染對於兄弟關係的影響，但從故事裡，我們看到更多的是小翼對家人關愛的渴望。很想跟小翼說，我們無法選擇家人，也無法控制家人有多愛自己，但是你已經付出了很多，已經做得很好了，絕對值得更多的肯定與關愛。也希望小翼多肯定自己一點，多愛自己一點，好嗎？

撰文者簡介

索索

見本書第77頁，〈為他的罪惡感與自卑而心疼不已〉撰文者簡介。

11 感染者妹妹蔡蔡的故事
男友不接受同志就分手

撰文／沙沙
訪談／沙沙、索索
訪談／二〇一七年七月八日、二〇一七年十二月二十四日
初稿／二〇二〇年九月一日
定稿／二〇二二年七月十一日

第一次訪問蔡蔡，對她的印象就是鄰家女孩一般的清新，一頭長髮，很有氣質的模樣。

蔡蔡跟哥哥差三歲，童年時她常常覺得自己在家裡不受寵，因而兄妹感情不好。小時候常與哥哥打架，回想起來，這似乎是為了要發洩她不被父母重視的不滿。

然而，從蔡蔡與哥哥都到外地讀書開始，兩人的關係漸漸有了轉變，除了哥哥偶爾心情不好會主動打電話給蔡蔡，兩人放假回到家，更是聊到天昏地暗。蔡蔡說，她感覺到哥哥在她離家讀書之後，比較會主動關心她。兩人變得常常互相關心，進而能夠互說心事。

得知感染，哥哥第一時間告知

哥哥什麼時候知道自己感染？蔡蔡回憶：「已經好多年前，好久囉。」當時他們分隔兩地讀書，蔡蔡讀大學，在校外租屋，哥哥也在外地讀研究所，眼看只剩半年即將畢業，某一天，哥哥得知感染後自行就醫，看完醫師確診後第一時間打給蔡蔡。我們以為蔡蔡知道之後會很驚訝，但是她當時只問哥哥：「（接下來）怎麼辦？」一般人對於愛滋的恐懼與想像不曾出現在蔡蔡的腦海中，可能是在學校曾經修過相關的課程，當下沒有覺得很恐慌。知道這是一種慢性疾病，她覺得感染並不可怕，治療就對了。當然，得知哥哥感染後她曾上網查了一些資料，對她來說，當時沒有害怕哥哥可能會死掉，就是因為看到網路上有關ＣＤ４、病毒量的指數說明，她拿哥哥當時的病毒量跟其他感染者發病的病毒量相比，發現有些差距，當下就不太擔心。

確診後，哥哥告知蔡蔡要放棄學業並馬上離開當地，「他想要離開傷心地」，蔡蔡語帶平靜地回憶當初這一連串生命中突如其來的事件。哥哥休學後頓失去處，不想回家的他，便搬去跟蔡蔡一起擠在蔡蔡北部的租屋處。回想哥哥確診、休學搬來同住等往事，沒有在她的神情上看到一絲擔心或為難，反而是順其自然地接受這些變化。

搬來一起住後，蔡蔡形容就跟以往一樣過生活，沒有特別的不一樣。由於筆者剛開始與感染者接觸，即便知道一般生活接觸不會感染，但是與感染者一起吃飯的時候我心裡還是會有些芥蒂。我很好奇，對蔡蔡來說又是如何呢？她說，兄妹一起逛街的時候都會買一杯飲料一起喝，剛得知哥哥感染初期，喝同一杯飲料的確有一點點在意，心裡想，還要不要用同一根吸管？可是沒多久，這個問題就不存在了。

雖說她沒有因為哥哥感染愛滋導致相處有疙瘩，但是卻曾經有一次，哥哥吃藥後太累不想說話把她趕走，而感到受傷。不過，說完蔡蔡馬上接著說，她知道哥哥必須吃藥，想到這個就不覺得受傷也不生氣了。對於哥哥吃藥後的反應，蔡蔡自行消化情緒，並給予理解與體諒。

對父母保密大作戰

由於哥哥莫名其妙地突然離開學校，還是在只剩半年即可畢業之際，蔡蔡與哥哥還是得編個理由跟媽媽交代。於是哥哥就跟媽媽說他論文提早寫完並提前畢業，當時媽媽甚感驕傲兒子優秀的表現。

這個謊言一直持續到蔡蔡念研究所時。當她為論文卡關，苦惱內容難產時，媽媽拿哥哥來跟她比較：「妳看妳哥多優秀呀！當初還提前寫完論文畢業。」蔡蔡有苦難言，她知道哥哥當時根本就放棄學業，哪來的畢業。但是為了哥哥，她選擇繼續編織這個謊言。

休學這件事算是瞞過媽媽了，但男生總得去當兵，「我們在想，要用什麼理由跟媽媽說（哥哥因為感染）不用當兵這件事。」當蔡蔡用「我們」作為主詞，對她而言，感染不僅是哥哥的事，也是她與哥哥之間共同保守的祕密。媽媽好奇哥哥到了當兵的年紀卻一直沒接到兵單，詢問哥哥之後也只得到「不用當兵」的結論，卻不知道為什麼自己的兒子如此「正常」卻不用當兵。某次，家裡接到「兵役科」來電，媽媽很緊張，以為兒子發生什麼事了。還好，因為這通電話，讓哥哥藉機以「兵役科來電通知體檢結果，因為心律不整不用當兵」的說法，再次瞞過媽媽，兵役問題也告一段落。

即便如此，哥哥之後搬回家與父母共同生活，還是有很多可能洩漏感染者身分的情況，例如：吃抗病毒的藥。「我哥雖然已經用（一般的）藥盒裝藥，認為這樣比較不容易被發現。但他是那種回家就把東西丟在地上的人，我媽習慣幫我哥整理房間，在某次整理時，發現他書包裡面怎麼有這麼多藥。」這次，哥哥以憂鬱症及腸胃不好為由，再次化解了媽媽的疑惑。但也同時開啟了媽媽擔心哥哥身體不好，而到處求神拜佛。媽媽心中有很多疑問與擔心，想問或是想關心，卻不知道怎麼開口，總是透過蔡蔡居中轉達。

這些陪伴哥哥討論如何因應與感染後的各種生活事件，加深了兄妹之間彼此的信任與依靠。

陪哥哥共患難，與父母保持距離

除了信任與依靠，更進一步地，我在她身上發現，她有一種想要維護哥哥的心情。曾經有保險業務員要蔡蔡幫自己保險外，也要她介紹哥哥買一份，蔡蔡拒絕了。業務員不死心，追問原因，當時蔡蔡沒有多想，就說因為哥哥有愛滋，聽到後業務員態度大變，讓她當時除了受傷也非常生氣。

甚至，在考慮交往對象時，「認同同志」成為蔡蔡選擇另一半的基本條件。較年輕時，有一任男友因為無法認同同志，她選擇分手。對她來說，同志不是一個陌生的群體，更代表著她的哥哥。

哥哥感染愛滋的事，甚至影響了她的碩士論文。她選擇了一條很困難完成的路，論文主題跟感染者有關，不管教授跟她說這題目有多難，她就是堅持要寫一份為往後愛滋研究有所幫助的論文。

相對於陪伴哥哥的共患難，我感覺到蔡蔡與父母親之間，卻保持略微親密卻又不失距離般的關係。

成長在一個重男輕女的家庭裡，蔡蔡從小就覺得不公平，媽媽老是拿哥哥跟她比較。哥哥的確很優秀，是個無法超越的標竿，甚至是優秀的代名詞，讓她總覺得家裡容不下她。

「我們家，真的就是媽媽很重男輕女，我非常不喜歡在家，一直想理由住在外面。」「離開家獨立」的種子很早就在她心裡種下。她選擇到外地讀書、工作，透過與家庭保持一些距離，來找回自信、客觀了解自己的能力。

即便如此，她仍然常被媽媽當作傳聲筒，要她問哥哥東、問哥哥西，甚至媽媽不直接跟哥哥說的，都請蔡蔡轉達。感染後過了很多年，哥哥搬回家，蔡蔡依然住外地。

哥哥覺得當時病情穩定，於是讓爸媽知道，也讓爸爸有機會陪哥哥回診，進診間問醫師問題。

哥哥遭遇人生挫折或困難，雖然會跟蔡蔡說，不過為了不讓爸媽或是蔡蔡擔心，也不會透露太多，反而因此獨自承受了很多壓力。第一次訪問蔡蔡時，哥哥遇上債務問題，爸媽得知時，已經過了一些時間。媽媽對蔡蔡非常生氣，認為她沒有第一時間就跟家人說，甚至要求蔡蔡盡快借錢給哥哥。雖然蔡蔡為哥哥著急，但是面臨這個情境，無疑再現了被不平等對待的親子關係。

雖說這些不平等不是哥哥造成的，卻是在哥哥遇到事情時，再次被凸顯出來。面對這種不公平，選擇與家庭保持距離是蔡蔡的因應之道。想當然耳，搬回家裡居住從來不是她人生中的優先選項。

離家多年後重新回家

然而，也是因為離開家，她才漸漸感受到家人對她的愛。哥哥搬回家後，媽媽會請哥哥問候她，甚至用「其他家人也想要她回家」的說法，表達想念。這時候，她才比較釋懷以前對媽媽重男輕女的不諒解。

第二次訪談，我問她是否不甘心媽媽的重男輕女，她回我：「已經不重要了。」我想，在這句話背後蔡蔡想說的是：「是，我知道媽媽確實偏心重男輕女，但是那些不重要了，幾年下來，我漸漸體會到，即便如此，她仍然愛我。」

現在的她，正準備結束手上的工作，打包行李搬回家跟爸媽同住。這個決定對她來說，不僅僅是搬家這麼簡單，似乎也代表她心中某部分的衝突與掙扎。

原來，蔡蔡離開家好多年之後，哥哥決定出國工作，「回家」悄悄地在她心裡成為選項。除了媽媽用「親戚們也想要你回家住」來隱藏期待女兒回家的心情，哥哥也曾經問過蔡蔡對於辭職、搬回家的想法。蔡蔡說她之所以決定搬回家，一方面接受哥哥的邀請替哥哥回家，另一方面也考慮父母年紀大了，想要陪在他們身邊盡孝道。但是，對於一個當初一心想在外獨立的女孩來說，放下這幾年累積的一切，回家的決定很不容易。

愛滋讓了哥哥選擇中斷學業，卻讓蔡蔡選擇以愛滋作為研究主題，愛滋凸顯了蔡蔡與哥哥兄妹倆的緊密手足之情，間接成為蔡蔡重新看待與原生家庭關係的動力。對這個家庭來說，愛滋經過時間的沉澱，帶來不同的微妙轉變。

〈後記〉

重新回顧蔡蔡與哥哥的故事，距離訪談已過去數年，但是感動依舊。蔡蔡與哥哥之間的連結是一種屬於家人之間的默契，當初哥哥在最無助的時候打給蔡蔡，即使知道妹妹無法改變現狀，但是，這時候唯一可以依靠的就是蔡蔡。而蔡蔡對哥哥有一種「等待雨過天青之前，讓我為你撐起一把傘」的勇氣，不是那種一肩扛起對方的霸氣，比較像是靜靜在一旁，陪哥哥一起度過的決心。我一直都覺得這是兩人之間比起一般兄妹，更多了一份共患難知情的起點，也是最令我動容的部分。

最後，回想第二次回訪時，蔡蔡說她之後選擇交往對象時，都會考量對方是否可以接受同志。不知道為什麼，過了這麼久，對於她當時說這些話的情境與表情，依然印象深刻，很佩服蔡蔡面對及選擇的勇氣。

撰文者簡介

沙沙

生理女，雙性戀。專長是洗碗及幫同事訂便當，天生做服務業的個性，很會招呼客人、記得客人的名字及常點的飲料。很喜歡韓劇《愛的迫降》，重複看了數十遍。薪水大部分都花在吃，自許美食獵人，願意為了吃美食而排隊或是長途跋涉。重度拖延病患者，動作很慢，什麼都要想很久才開始做，三十歲開始念研究所，最近決定開始認真面對拖延，希望自己四十歲前可以碩士畢業，畢業後志向為回到原本公司繼續當小螺絲釘。

12 感染者前男友 Terrence 的故事

你明知道自己有，為什麼叫我拔套？

撰文／呂昌榮

訪談／呂昌榮、沙沙

訪談日期／二〇一八年二月七日

初稿／二〇一八年三月二日

完稿／二〇一九年七月十五日

樂觀陽光的三十二歲大男孩，這是筆者見到 Terrence 的第一印象。

「快樂也要過生活，不快樂也要過生活，那我幹嘛不快樂一點過生活！」

Terrence 希望透過這次訪談，讓更多朋友聽見自己作為感染者伴侶的故事，也願對愛滋議題的推動有些幫助。雖然這段關係並未長久，但對於 Terrence，也種下深刻的體悟，過往至今對愛滋及伴侶關係中的掙扎與反思。

男友偷吃，分手後難熬的空窗期

Terrence 對愛滋的印象一直都很模糊，大抵僅有國中的健康教育課程。十九歲與第一任男友交往時，也完全沒有發生任何的性，認為自己與愛滋無關。

直至二十歲與第二任交往，發現對方除了自己以外還有其他性對象，因而決意分手，也在滿空窗期三個月[1]後立刻就去做愛滋匿名篩檢。

等待空窗期的三個月沒有字面上的那麼短暫，充滿著焦慮與無奈讓時間感模糊了一切，雖然生活照樣過，卻時時刻刻被名為焦慮的眼球注視著。

「就覺得很怕……自己好像隨時就會中獎。中獎後，不知道人生應該要怎麼辦。那時候我有打算要出國讀書，如果我真的感染這個疾病，那出國要怎麼辦？因為很多國家會做這方面的篩檢。」雖然部分國家仍對愛滋感染者入境工作與居住有所限制，但大多數台灣人去留學、旅遊的國家僅少數有限制[2]。Terrence的人生規畫中有出國工作與生活的安排，因而相當焦慮一旦感染愛滋，生涯規畫將無法實行；更害怕倘若感染者身分讓父母意外得知，將產生無法想像與收拾的下場。

三個月後，愛滋篩檢結果是陰性，Terrence雖然鬆了一口氣，對愛滋的理解仍糾結著恐慌與焦慮，更沒想到這會成為接觸ＨＩＶ的一系列開端。

友人告知，生命中第一個感染者

Jason與Terrence兩人是大學時期認識的朋友，直至現今，Terrence仍然不清楚自己怎麼成為被對方告知的首選。那是發生在十年前，Terrence二十二歲那年，也是整體社會環境對愛滋仍十分不友善的年代。

當時Jason自覺身體不適而去做愛滋匿名篩檢，結果出爐的當晚就打電話給Terrence，哭著說自己匿篩ＨＩＶ陽性，很有可能已經感染。接著劈哩啪啦一大串各種焦慮，大抵因著 Terrence 自己曾走過一趟恐慌，對愛滋已經有相對好的理解，知道怎麼接下這些情緒。

「可能我個性比較樂觀開朗，就跟他說，現在醫學技術這麼發達，你只要按時服藥就好，你現在要想的是家人那邊怎麼去處理，然後不要影響到你的學業跟未來的工作。」Terrence 安撫著電話另一端哭泣的 Jason。

Terrence 仍擔憂 Jason 可能有輕生的念頭，不過透過社交平台的文字與照片得知他仍過得好，也就放心了。「就是稍微會看一下啦，畢竟念心理方面，會去關心一下，看他的文字有沒有透露出想幹嘛的訊息（意指自殺）。」

也許是命運的注定，Terrence 與愛滋的距離越來越靠近，接下來幾年又透過社群媒體認識兩位朋友，他們的伴侶也是感染者。這兩位朋友是後來當 Terrence 成為感染者伴侶時，立即求援的重要浮木。

做愛後的告知，焦慮襲來

Terrence 是在交友軟體上看到 Noah 的訊息。「那時候，他主動敲我。沒有多想什麼，他的自介，就覺得不會是我的朋友。他說一定要高又要帥。對，我就想說我身高不到一七〇，這條件就不可能啊。」三十歲的 Terrence 對這段關係並不抱期望，畢竟自己的身形並不符合他對理想對象的期待。

「後來就約出去吃飯啊，覺得還滿聊得來，是個性吧，雖然他不是我心目中伴侶的那個樣子，喔～對！他不是菜（指偏好的長相）！但至少剛認識的時候，他一直在工作，我滿欣賞那種認真工作的人，even 是不喜歡那份工作，依然會把工作做好！」

Terrence 提及與 Noah 第一次的性，過程有些小插曲。「做愛做到一半，他就問我：那你要不要拔掉（保險套）試試看。我就說，可是你安全嗎？他就說，對啊，我安全。我不會去懷疑是不是真的……有感染之類的，也就相信他是安全的。」Terrence 詢問是否安全，想確認對方是否感染ＨＩＶ，但又怕尷尬而只能隱晦探問。

接下來幾天還是約約會、吃吃飯，彷彿一般老套的情侶行程。但隔了三天的凌晨一點 Noah 打電話給 Terrence。

「他說：『其實我有………』

「你該不會是要跟我說，你有HIV？

「『嗯……對……你不會有事，相信我。』

「為什麼你這麼清楚？

「『我給你我個管師的電話，你打電話去問他。』」

那個當下，Terrence 腦海裡開始浮現曾聽過的愛滋知識，但已超過七十二個小時，做暴露愛滋病毒後預防性投藥[3]也來不及了，覺得滿「靠北」的。睡不著的 Terrence 立刻發訊息找浮木求援，當日凌晨三點，其中一位感染者伴侶回應 Terrence，認為一切都會沒事的，希望 Terrence 可以放心，即使如此，Terrence 還是沒辦法安心地好好睡覺。

大家都說沒風險，仍陷焦慮汪洋

Terrence 隔天一早便打電話給 Noah 的愛滋個案管理師，對方說 Noah 的病毒量已經測不到，Terrence 並無感染ＨＩＶ的風險。然而焦慮感依舊如陣雨般不時襲來，Terrence 仍持續瘋狂地在網路上蒐集資料，也不斷發訊息詢問信任的朋友，試圖尋找在焦慮汪洋中的浮木。而醫師朋友則告訴 Terrence 超過三天也還是可以使用暴露後投藥，就當作買個心安、買個保險[4]，衡量時效後 Terrence 決定不採用，選擇等待空窗期後再去篩檢。

接下來的一個月，Noah 不時懷著愧疚安慰 Terrence。但 Terrence 的情緒仍處於焦躁，對 Noah 心有疙瘩。雖然還是會出門見面，但是礙於被傳染的焦慮，Terrence 避免與 Noah 有任何性接觸，最親近的行為就是嘴唇對著嘴唇，但是口腔有傷口時，則連親嘴都不可以。

Terrence 持續透過愛滋民間機構尋求諮詢，得到的答覆都是「基本上沒有風險」，或是「理論上有風險但實際上沒有風險」等答覆。但因要求事事都需要被完美控制的性格使然，對 Terrence 來說，沒有得到一致零風險的答覆都還是屬於有風險，Terrence 依舊無法放鬆。

Terrence 只能把剩下兩個月的空窗期納入大行李箱中，與焦慮共乘，返回加拿大繼續攻讀學位。

「其實，我並不清楚我們這些時間算不算得上是交往。」

陰性結果，疙瘩暫時消失

懷著仍剩餘兩個月空窗期的 Terrence，同時也面臨著碩士學位必須在六個月內完成的人生重要關卡。

Noah 持續用 LINE 聊天且試圖安撫 Terrence，希望 Terrence 願意相信一切都會沒事。Terrence 則是消極地回應，「就這樣啊不然怎麼辦，中就中啊，反正中了你一定要我啊，你不能不要我，你不要我，誰要我？」

電話另一端的 Noah 卻對此默不作聲，隔了幾秒只是繼續回應著：「你會沒事的。」Terrence 內心對於感染可能沒人愛的潛在焦慮未被安撫到，轉而停止對話。

心頭另一個想法卻是：「你明明知道你有，會感染，為什麼當初要叫我把套子拔掉？」但轉個念頭，「拔套這件事情就是我自己答應他可以拔的，套一句朋友說的：反正你該爽的都爽過了，你也沒辦法了。」

責備與自責這兩種聲音在與 Noah 聊天後偶爾衝突著，而責備的聲音總只是在內心徘徊著，從未讓 Noah 知道這些屬於自己內心相對負面的感受。

在不愉快的對話後，Terrence 總會去健身房窩幾個小時，透過肉體的疲勞來削減內心衝突，接著回到衝刺學位的崗位上，以此逃避對愛滋的焦慮。

兩個月過後，Terrence 伴隨著忐忑在加拿大當地做愛滋篩檢，當地的篩檢包括全面的性病篩檢與完善的衛教諮詢。Terrence 試圖理解衛教諮詢中的專業術語反而變得不怎麼焦慮，也吸取到當地最新的愛滋研究。

「篩檢人員說，你不要擔心這麼多，目前有做長期性追蹤，相異伴侶五年無套，幾乎都沒有人傳染，有兩個、三個感染，也是因為其他性對象[5]，我那時聽了就覺得做出來的研究，應該不會唬弄人吧，那就不會有事。」

雖說篩檢當下已放下忐忑心情，在結果通知當日仍舊緊張不已，Terrence 甚至因為過於緊張而請當地朋友幫忙看簡訊通知的結果。

得知陰性結果後，卡在 Terrence 與 Noah 中間的疙瘩似乎暫時消失無蹤，關心起彼此的生活，甚至 Terrence 其實知道 Noah 對自己的論文沒有興趣，依舊會關心著 Terrence 的論文進度。

Terrence 回想起來，這段時間反而是他們戀情最穩定的一段時光，因著距離產生的美感。

HIV外的相異，真正考驗關係

除了碩士學位外，Terrence返回台灣的行囊裝載著幾經磨難而趨於穩定的戀情。當兩人距離近了，疙瘩似乎又再現，且有更多磨難冒出頭來。

Terrence性格相當謹慎，因為是相異伴侶身分而試圖更了解愛滋，因此報名HIV衛教課程，而Noah卻希望Terrence陪著自己就好。Terrence則回應，「我要上HIV的課，這是為了我們兩個，你要我陪你，如果我去上這些課可以減少我對你的擔心的話，那這不是值得嗎？」

然而種種互動讓Terrence發覺，Noah的不安全感已逐漸侵蝕雙方關係與Terrence的私人空間。

「他很黏我，黏到我有點喘不過氣來，我已經每天去陪他了。他每天檢查我手機，問我手機密碼，check我今天跟誰聊天。」

倘若Terrence跟朋友聊天，就被Noah要求把對方封鎖加刪除。Terrence只好在進入 Noah 家門前，將所有對話紀錄都刪除。

Terrence 在週末偶有家庭聚會，Noah 則認為 Terrence 應當把他排在「唯一」的位置。重視家庭關係的 Terrence 相當無奈，只好假裝是工作而無法陪伴 Noah，甚至避免家人在臉書標註自己。夾在家庭與伴侶間的 Terrence，著實已喘不過氣，開始萌生分手念頭。

比非相異伴侶背負更多功課

Terrence 希望 Noah 可以準時服用愛滋治療藥物，「每天固定六點吃，正負兩小時內都ＯＫ。他有時候因朋友聚會，從原本六點前後吃，變成回家十點後才吃，我就狂罵他。他說有什麼好罵的，才延遲一次而已。我就說啊，可以正常吃為什麼不正常吃？」Terrence 擔心的是反覆延遲服藥會造成體內愛滋病毒產生抗藥性，變成要更換治療藥物。

而 Terrence 在相識初期以為 Noah 認真穩定工作的好印象也逐漸褪去，後來才得知 Noah 幾個月就更換一次工作，且家裡有債務。

「加拿大回來後才知道，他家裡有債務，欠了快幾十萬，他一個月才兩萬、三萬多，我就一直幫他規畫，怎麼還怎麼還，不夠的時候，我自己拿錢出來貼。」

另外，對金錢的概念也大相逕庭。當 Noah 想要出門玩樂、吃大餐時，Terrence 就會提醒家裡還有債務，Noah 則默默打電動不做任何回應，無法溝通更無法改變。

因家庭觀念、價值觀與個性等因素，Terrence 終究向 Noah 提出恢復朋友身分。「我說是我不對，把所有的錯怪到我身上，說這是我自己的問題，我夾在你跟我爸媽中間真的很累。」婉轉地透露彼此的差異是分手的導火線。

分手後，Terrence 依舊透過訊息關心 Noah。「我說對不起，我沒辦法好好照顧你了，你要記得每天按時吃藥，不要自暴自棄，三餐一定要正常吃。」

對 Terrence 來說，身為感染者伴侶需要做的是，相對於「非相異伴侶」更多的努力與功課，需要克服對愛滋的焦慮與理解醫療新知。克服那些之後，終究得回到兩人關係當中如何看待彼此，如生活習性、生涯規畫、價值觀、家庭觀念等，觀念的相異與否，反而才是決定關係維繫的重要指標。

〈後記〉

筆者在訪談後，除卻第一印象是個樂觀陽光的大男孩以外，卻也發現即使相信科學的背後，同時仍有些許的焦慮與壓抑。也更理解 Terrence 這個人，關於 Terrence 如何看待自己的生活模樣，大多時候他總是隨和，對於生涯規畫與家庭觀念卻擇善固執。

充分理解愛滋後，HIV加號或減號，大抵也不是那麼重要的事了！除了HIV狀態，其他的相異，包括價值觀、性格、家庭觀念，才是 Terrence 重視的生活大事。

撰文者簡介

呂昌榮

一九八二年生，台東人，老朋友會叫我學長，已婚男同志。諮商心理師，愛滋工作者。喜歡有趣的人事物，有些怕麻煩，卻在多個愛滋民團走跳。從愛滋看見人性中的良善、脆弱與荒謬，也聽見病毒對感染者與非感染者有著意外相似的傷害，願意相信社會會越來越友善；無論疾病與否，我們都值得愛與被愛。

---

1 空窗期在醫學檢驗中，指受到病毒感染起、到可有效檢測出是否為止，這段「已感染但無法檢測出來」的時期稱為空窗期。

本文故事發生年代，常見愛滋篩檢方式仍以檢測抗體為主，空窗期為三個月。目前坊間常見愛滋篩檢則為愛滋抗原抗體檢驗，空窗期為四至六週。

2根據疾病管制署二〇一九年六月十八日公布資訊：至二〇一五年九月，對感染者入境及停留、居留之管制調查，全球共計一四二個國家／地區無相關限制，三十五個國家／地區有某些限制。這些仍有限制的三十五個國家中，台灣人較常去旅遊或留學的國家僅有：紐西蘭（二〇二一年十月已取消限制）、馬來西亞、新加坡。

3暴露愛滋病毒後預防性投藥，簡稱 PEP。指發生有風險的行為後，在七十二小時內服用預防性藥物，可以大幅降低感染的風險。

4暴露後預防性投藥（PEP）使用條件是：一、未感染ＨＩＶ；二、風險行為後七十二小時內；三、必須自費服用一個月。而且 PEP 處方的開立，必須經由醫師診斷研判。若已超過七十二小時，既不符合治療規範，對當事人也是一筆經濟負擔。

5這裡提到的，就是知名且重要的「Partner 2」大型研究。該研究徵求 635 對男同志相異伴侶，需符合以下條件：一、有無套性行為；二、感染的一方病毒量小於 200copies/mL；三、未感染者的一方並未使用暴露後（PEP）或暴露前預防性投藥（PrEP）。

「Partner 2」研究合併了「Partner 1」研究的對象，前後研究期間為二〇一〇年九月到二〇一八年四月，合計符合條件 972 對男同志伴侶及 516 對異性戀伴侶，1,561 伴侶－年（couple-years of follow-up），共收集了 74,657 次無套性行為。其中出現十七位ＨＩＶ新感染者，不過經病毒基因比對結果，這些新感染者都不是被伴侶所傳染。此大型研究獲得的結論是：（測不到病毒下）相異伴侶的ＨＩＶ傳播機率為 0。這研究結論成為再次證實Ｕ＝Ｕ的重要證明。

13 感染者閨密小花的故事

感染不是你的錯

撰稿／阿嘎

訪談／杜思誠（小杜）、江蘊生、睡眠

訪談日期／二〇一八年二月八日

初稿／二〇一九年六月六日

完稿／二〇一九年七月十五日

小花是一位生理女性。她與男性感染者朋友小草是大學同學，他們倆認識超過十年。在這次有笑聲有淚水、有激動情緒也有平靜神情的訪談中，小花分享了她陪伴小草走過的種種，她感受到的愛滋，以及她與小草的故事如何影響自己的未來。

從同窗到「擋箭牌」

從大學一年級開始，因為個性相近，小花與小草成了無話不談的好朋友。他們常常聊天聊到三更半夜，甚至聊到沒聲音。大四的時候，小草在學校宿舍陽台上向小花出櫃，告訴她自己喜歡男生。小花沒有很意外，也沒有特別好奇，只是問他什麼時候知道自己是男同志。就這樣，小草成了小花生平認識的第一位同志朋友。

大學畢業之後，他們的友情不僅沒有疏遠，反而更穩固。小花若遇到什麼事情，第一個想到的人就是小草。例如，小草退伍後，小花介紹他去他們公司上班，因為她覺得這份工作很不錯。那時候，小花也常到小草家，不僅小草的媽媽會特別做飯招待她，小花也發現小草的媽媽和姊姊聊天的話題常和自己有關，因為小草常和家人聊到小花。媽媽甚至會把房間讓給小花睡，自己去跟姊姊睡。小草當時並沒有在家裡出櫃，媽媽和姊姊不知道小草是男同志，小花覺得自己扮演小草「擋箭牌」的角色，讓他避開了異性關係的話題。講到這幾段早年的閨密情誼時，小花眉飛色舞。

感受壓力與恐懼的震撼彈

兩人分別交了男朋友之後，小花就沒有那麼常去小草家了。二〇一一年的某一天，她接到小草的電話。回憶電話那端小草的語氣：「他帶著哭腔，聲音很低沉，好像一個人剛睡醒，悲戚程度，就是一副快死掉的樣子。」小草在電話中告訴她：「我有了愛滋……怎麼辦？」說至此，小花眉飛色舞不再。

小花回想自己當下的幾種不同情緒：「當時，我第一個感受到的是壓力，第二個是覺得不可思議。」不難想像，對愛滋認識不多的人，突然聽聞好友感染了這個早年曾被喻為黑死病的愛滋病毒，很可能覺得難以置信，並感受到巨大壓力。除此之外，小花還感受到一種特別的恐懼：「我那時候的驚訝和恐懼大到我覺得自己也可能會得（愛滋）。」小花那時在她男友家跟小草講電話，當她講完，還特地問男友覺不覺得她應該去做愛滋篩檢。愛滋帶給她的莫名焦慮，可見一斑。即使事隔多年，如今小花仍能輕易回想起這些當時複雜的情緒，其深刻程度不在話下。

從「擋箭牌」到「義肢」

當時小花自覺對愛滋的了解有限，想找人求助，於是輾轉聯繫上了愛滋感染者權益促進會（簡稱權促會）。她、小草，與權促會的社工約在權促會碰面，他們倆排除萬難一同赴約。社工跟他們談了很多，包括服藥治療、工作、保險、告知家人等議題，也拿了很多小手冊給他們。但是小花察覺到當時小草狀況很糟，「他就像行屍走肉一般，覺得自己要死掉了，根本無暇去想接下來的人生或什麼事。那些小冊子他也不想帶回去，他什麼都不想知道，所以我把它帶回家，收在一個地方。那一陣子，我很認真的把那些小冊子看完，他一個字都沒有看。」

社工也向他們談到，若小草確診，衛生單位會有小草的電話，並追蹤他。「這件事情嚇壞他了！嚇！死！」小花的音量突然變大，邊講邊大力搖頭。當時小草非常擔心衛生單位會打電話去家裡，即使社工一再向他保證，只要他規律就醫，衛生單位便不會隨便打電話。「可是他那時候根本聽不進任何話，他只接收到那個片段，然後把它恐怖化。」小花很了解他當時的心理狀況。

小花用了一個非常妙的比喻，自比為小草當時的「義肢」，因為是她幫助小草聯繫外在世界，並做出行動。「那個當下，我就是當他的義肢。像我去權促會，只有我一個人帶腦、帶耳朵去，他整個人就是行屍走肉啊。你跟他說什麼，他都聽不進去，他都不想想，什麼都不想知道。去看醫生、跟個管師談的時候，也都是同樣的狀態。剛開始吃藥的時候也是。」唯有這般陪在小草身邊過的小花，才能想出並體會這個「義肢」的比喻吧。

以為很快就要死掉，不願吃藥

社工與小草約定一起去醫院做確診，那一次小花有事無法陪同。第二次就診時，小花陪著小草，並幫他詢問醫生許多問題。小草也問是否一定要馬上服藥，醫生則根據他當時的CD4數量，說明他可以暫時自行決定[1]。小花對小草的觀察是：「他那時候不願意吃藥，因為吃藥要吃一輩子，我覺得他還沒有準備好接受這件事情。還有，他剛感染時，覺得自己反正很快就要死掉了，所以快死了也不用吃藥。」聽到這裡，訪談者也覺得很難過，一來，即使在二十一世紀，愛滋仍常被認為與死亡畫上等號，二來，感染者必須面對長時間服藥帶來的龐大壓力。

小草和小花也見到了醫院的個案管理師（簡稱個管師）。會談時，個管師巨細靡遺地詢問了小草的工作和感情狀況，也留了彼此的手機號碼。此外，她也提供許多衛生教育，包括：安全性行為可避免交叉感染、規律服藥可避免抗藥性等。但是，當時的小草覺得個管師很嘮叨、很煩人，他私下跟小花說，他不想聽個管師說的任何話，個管師的提問讓他覺得不舒服。事實上，面對愛滋時，不少感染者都有類似的感受或情緒。

焦慮漏藥，彷彿自己面對治療

作為小草的閨密，小花與愛滋的關係是什麼？第一次就診時，雖然醫生和個管師建議小草可以開始吃藥，但小花覺得小草找了很多理由說服自己和小花，他不用吃藥。「我不可能逼著他吃藥啊，我那時候只有在旁邊乾著急，」小花說。三個月之後再回診，小草的CD4顆數已經低於200，儘管當時還沒有出現發病症狀。他還在猶豫要不要服藥，但是小花很緊張，一直跟他說：「不行不行，無論如何你一定要吃藥！」

醫生與小草在討論要吃哪組藥時，提到有一種藥需要放冰箱。在小花眼裡，小草仍在找各種理由拖延吃藥。她回憶自己當時替小草著急的心情：「我就想說，每個人都有冰箱，你在那邊龜毛什麼？在那邊講什麼『不行啊，我有時候要出門，如果出門就不能放冰箱』什麼的，這是理由嗎？你為什麼要這樣搪塞？你就冰有那麼難嗎？」小花宛如回到了當時時空，彷彿眼前是小草，開始碎唸起來。「他覺得，既然醫生說要冰，那就真的要冰，連拿出來多久，他都會擔心『如果不冰怎麼辦』，真是哪來那麼多話?!」從小花這一連串強烈的心裡話，不難知道她多為小草著急。

另一件小花和小草都很擔心的是漏藥。「他跟我一樣，我們是很容易忘記事情的人，他很害怕自己漏藥，我也很擔心他漏藥，覺得『不行，你要是沒吃藥，怎麼可以！有抗藥性怎麼辦！』」回想這份心理重擔時，小花還是有滿滿的情緒。「我那時候會三不五時打電話，問他有沒有準時吃藥。『按時吃藥』常常會在我問候他的電話裡。」她又說：「你也知道，能吃的藥的組合很少，若（因為抗藥性）一組沒有了，我們選擇就更少。」她講這句話時，用「我們」，而不是「他」。換句話說，她認為她是與小草一起在面對服藥這件事，一起面對治療、面對愛滋。

「他吃了一陣子的藥之後，病毒量就測不到，我聽到『測不到』的時候，真是如釋重負，我要等的就是這句話。」再一次我們看到，小花將小草服藥治療的巨大壓力也扛在自己身上，彷彿她自己需要準時吃藥、抑制病毒、避免抗藥性。

如果死掉，要我幫他收骨灰

愛滋不只有治療的面向，也涉及保密或告知的議題。自從小草告訴小花他感染愛滋的祕密開始，小花就一直承受著保守祕密所帶來的壓力。小草覺得這件事只有小花能知道，但是小花覺得：「這件事情很大啊！他當時還說，要存一筆錢，要去瑞士安樂死，沒有要活很久。如果死掉，要我去幫他收骨灰這種事情。我心裡想說，靠！這壓力也太大了吧！我就要成為他們家唯一知道這個祕密的人，哪天要是發生了什麼事，我承擔得起嗎？」

一方面希望為自己的壓力尋找出口，另一方面希望小草能獲得家人的支持，小花常在思考要讓小草的姊姊或媽媽知道他的感染狀態。她在閱讀完權促會社工給的關於疾病告知的小冊子之後，便在想像這場告知可以如何安排，以及可能會發生的事情。她覺得，小草願不願意告知朋友是一回事，但是告知家人是另一回事。「我很擔心，哪天發生事情，我不是你的家人，我怎麼幫你簽什麼同意書，我不是法定代理人啊！

我也擔心，要是突然走了，哪天如果她們（小草的媽媽和姊姊）知道了這件事情，會不會怪罪我？『小花妳知道事情，妳怎麼都沒有跟阿姨說？』『小花妳怎麼沒有跟姐姐說？』」由於小花認識小草的家人，她常設想，家人如果知道小草感染愛滋時的反應會是如何，以及是否會波及自己與小草家人的關係。多面向的倫理議題，讓小花承受更多壓力。

「我會覺得很對不起他的家人，如果真的要告知，我不是沒有機會。我怕他哪天要是出了什麼意外，會不會有些遺憾，或者有什麼是她們（小草的媽媽和姊姊）想從我這裡知道的？這都是我那時候考量的點。」

過了好一陣子，當小草不再因為愛滋、擔心漏藥，或藥物副作用而焦慮之後，小花終於可以告訴小草她承擔這個祕密的壓力，並與小草討論要告知姊姊的事。然而，小草似乎不願意自己告知姊姊，要小花去說，還給了小花他姊姊的 LINE 帳號。但是小花也覺得自己無法勝任這麼重大的任務，於是這件事就被擱置。

有一次，小草誤將藥罐放在床上，被媽媽看到，但因媽媽看不懂，就問了姊姊，她們倆就拍了一張藥罐的照片去問小草。當小草跟小花講這件事的時候，「我真的是被他嚇死……我心臟停了那一瞬間。」所幸小草後來對媽媽和姊姊「打太極」，讓她們以為那是腸胃藥。小花不僅承受了小草的祕密所帶來的壓力，同時也承受了擔心祕密洩漏所帶來的壓力。保守祕密是負擔，揭露祕密也是負擔。

後來，關於疾病告知這件事，小花的想法有些轉變：「我一直逼他，好像也不是他的意願。那是他要去面對的家人。我後來就沒有再繼續逼他了。」有趣的是，之後，當小草告訴小花他要告訴他男友自己的感染者身分時，小花仍在替他擔心：「你真的要講嗎？」雖然小花和小草在告知議題上常持不同看法，但是他們總是第一個想到彼此。

即便感染，不代表你得跟爛人在一起

愛滋當然也涉及親密關係。小草感染之後，交了一個小花覺得很糟的男友，並跟男友同居。小花說，這個男友常說謊，欠小草錢卻不還，而且常在未先知會小草的情況下就約其他人回家發生性行為。小草常向小花抱怨這個男友，卻無法離開。這讓小花很為他抱屈：「這個人聽起來就是一個爛貨，你為什麼還要跟他在一起？還跟他一起住了很久，搬了很多地方，都分不了。」顯然的，小花生氣的背後，是心疼和不捨小草無法脫離這段糟糕的親密關係。由於小花實在太生氣了，她試了一些方法要讓他們倆分開，包括把小草的感情狀況跟一位共同朋友講，希望藉由這位嚴厲、會教訓人的朋友的勸說，讓小草和他分手。後來，這位男友跟其他人跑了，小草終於和他分開，小花才大大鬆了一口氣。

小花其實了解小草跟那一任男友交往時的心境：「小草那時候覺得：只有他接受我，你看我這樣子了（感染愛滋），他還願意接受我，要很珍惜。」因為感染而影響對自己的看法，影響親密關係，小草不是第一人，也不會是最後一人，這是讓人非常傷心的事。但是小花也對小草說過：「你值得更好的對待，即便感染了，不代表你一定得跟爛人在一起。」

因愛滋謠言，被禁止去西門町

知道小草感染之前，小花對愛滋的印象受她原生家庭的影響。她家教嚴格，有個非常害怕愛滋的爸爸，因為爸爸覺得感染愛滋就會死。爸爸不准孩子們去西門町，他覺得在那裡會有人拿針筒偷戳別人，就可能感染愛滋[2]，他也不允許孩子們刺青或穿耳洞。小花到了高中才第一次去西門町，而且是偷偷去的。小花笑說，當時去西門町，比起害怕被針筒戳，更害怕被爸爸知道。

以前，小花覺得愛滋離她很遙遠。但在陪同小草走過一段困難的路之後，她重新認識了愛滋與愛滋感染者，也經歷了自我轉變。她分享了幾則她與家人互動的小插曲。有一次，擔任義工的小花穿了一件有「HIV」字樣的衣服被家人看到，哥哥驚慌失措地大叫，爸爸也警告她「莫予恁爸卸世卸眾」（別丟老子的臉），他們倆不斷追問小花到底為什麼穿這樣的衣服。還有一次，爸爸在LINE群組中轉傳一個關於罐頭裡面有愛滋血液的訊息[3]，小花就很生氣地回覆說：「這種事情空穴來風，而且這也不是真實的傳染途徑，你不要再這樣亂傳了！」小花已經是能與家人、與社會大眾談愛滋的人了。

非親人伴侶，支持團體婉拒

作為陪伴者一起走過愛滋這條路，小花覺得自己與小草、與愛滋的關係是什麼？回想著從起初的驚嚇、什麼都不了解，到承擔各種壓力，她緩緩地說：「這很微妙耶，我知道不是我要面對愛滋，可是其實又彷彿是我去承受這些壓力。如果我是他的家人，我可以說這是我跟家人的未來，或者，如果我是感染者的伴侶，這就會是我們一起的未來。可是我不知道我跟他的關係到底是什麼。」

大多時候，親人或伴侶會被認為是最親密的關係，會把祕密與最親密的人分享。然而就愛滋這件事，情況很可能並非如此，至少在小草身上，愛滋這個祕密是分享給既非親人亦非伴侶的閨密小花。或許我們可以換個方式想：正因為小花不是親人，也不是伴侶，而是閨密好友，小草才會跟她分享這個祕密。愛滋擾亂了我們對親密關係的理解，而親密關係也重建了我們對愛滋的認識。

「我覺得我們很像戰友，我們不是情侶那麼直接，也不是親人這麼理所當然，我一直都找不到那個位置。在陪伴的過程中，我好像就只能是朋友，可是我跟其他朋友又不一樣。」

有一次，小花希望為自己的壓力尋找出口，而在尋求參加支持團體時，她聯繫過某個從事愛滋服務的民間團體。但由於她既非小草的伴侶，亦非親人，於是被婉拒參加支持團體。然而小花的故事告訴我們，閨密可以是感染者的「義肢」，可以是感染者的戰友，閨密也是深受愛滋影響的人。

「受愛滋影響的人」這個概念，含括了愛滋感染者，以及受愛滋影響的非感染者，例如感染者的親友。小花雖然不是感染者，但是她真真實實、深深刻刻地感受到且記住了小草身上愛滋的重量——對死亡的恐懼、疾病標籤的不堪、健康親密關係的瓦解、對服藥的焦慮、保守祕密的壓力等等。「我感受到他的壓力，雖然我覺得沒有他自己感受到的那麼多。我也知道那個（感染的）人不是我，可是即使這樣，我還是覺得很重、很重。」

然而，在小草面前，小花有脆弱過嗎？「在那個當下，我覺得我要很堅強。我絕對沒有在他面前哭過，我不能倒，面對一個崩潰的他，我不能這樣子。我頂多就是將我的擔心或脆弱，轉化成對他抱怨，或者唸他。」不論是表面上的堅強，或是背後的憂心，這些都是愛滋在小花身上刻下的痕跡。

「這一路走來，真的很不容易，我們一起面對（愛滋）這件事情到現在。我們可以一起手牽手去看醫生，又一起經過這麼多事情，我覺得真的很不容易，對他、對我都是。」作為一位受愛滋影響的人，講到這裡，小花露出鬆一口氣的表情。

真誠陪伴，醫生都看在眼裡

從小草感染到我們採訪時，已經過了九年多，閨密兩人在新的一段路上走到哪裡了？小草與愛滋關係的轉變，不難從一些地方看出。在閨密倆的對話中，愛滋從一開始被稱作「那個」，到後來被他們取了一個可愛的暱稱「病病」，這標誌著他們與愛滋關係的轉變。小草也交了一位新男友。他仍然會跟小花分享他與新男友的感情狀況——從起初的不穩定，走向穩定。現在，這位男友每個月都會提醒小草回診領藥。在小草的治療情況和生活都穩定後，小花也漸漸沒有再陪他回診了。

對小草，小花有沒有什麼想說卻一直沒說出口的話呢？她想了想說：「感染這件事並不是你的錯。」小花之所以想說這句話，有兩個原因。就面對疾病一事，「我通常是比較嚴肅地跟他說他應該怎樣做，例如準時吃藥，但很少關心他的心情，安慰他——感染又沒有怎麼樣。」如小花前述所說，她過去會將擔憂和焦慮轉化成積極督促。此外，小花覺得小草一直不夠積極面對愛滋這個疾病，「即使到此時此刻，他很少跟我聊他怎麼跟『病病』生活在一起，或者他怎麼看待自己是一個感染者。我會希望把面對愛滋的責任還給他，因為他漸漸有能力去承擔這個疾病了。」小花語氣溫柔而肯定。

至於小花呢，她的下一段路有沒有愛滋留下的痕跡？從二〇一七年底，她又開始陪小草回診看醫生，一個原因是，學諮商的小花希望能有機會在醫院跟著精神科醫師見習。她之所以會選擇一個愛滋感染者常來看的精神科做見習，正是因為她陪伴小草走過這段路。「即便我不是感染者本人，我覺得我自己也經歷了一段沒有他那麼波濤洶湧，但是也不小的曲折。」

在小花幾次詢問小草的感染科醫生能不能介紹她到精神科見習之後，那位醫生就親自帶著他們倆去見一位精神科醫師，並向精神科醫師介紹小花：「我認識她很久了，她陪他（小草）來看診很長一段時間了。她很願意投身在愛滋這樣子的領域，很難得。」原來小花對小草的陪伴，醫師都看在眼裡。小花回憶她當時聽到醫師這麼說的感受：「我突然覺得其他都不重要，因為這件事被肯定了，陪伴這件事。我自己當時覺得不容易，但是被一個人講出來，我覺得，哇！有默默地被看見，當下有一種很感動的感覺。」她再次眉開眼笑。

小花喝了幾口水，看了一下手機上的行事曆，沉默了大約十秒鐘。穿著那件有「ＨＩＶ」字樣的衣服的小花繼續說：「他（小草）後來才跟我說，其實他現任男友很想陪他一起去看醫生，但是都被他拒絕，因為他希望把這個陪診看醫生的機會讓給我，他想支持我走這條路。」原來，將小花的陪伴看在眼裡的不只有醫師，還有小草。小草比誰都更懂小花，期待以自己所見所學協助更多人的心情和想法。如果他們是閨密，或許也沒有那麼讓人意外吧。

〈後記〉

這個故事讓我看到小花陪伴小草面對愛滋時所展現的韌性。小花從不了解、甚至恐懼愛滋，到陪伴小草一起面對疾病、治療和親密關係，再到以自己的這段陪伴經驗作為走向未來的力量。小花與小草的關係轉變了，變得更緊密；小花與愛滋的關係也改變了，變得更不陌生。當小草告知祕密，小花分擔負面心情並保守祕密；當小草魂不守舍，小花當他的耳和腦；當小草對治療卻步，小花積極鼓勵並承擔焦慮；當小草還未能以更好的狀態面對親密關係，小花守著他，不讓他被疾病意象壓垮。如小花所說，她深刻體會到愛滋的重量，但與此同時，她扮演的是守護著閨密的堅毅角色，在閨密需要的時候。愛滋感染者親友的故事，讓我們看到人們面對愛滋時所展現的多層次的情感與力量，也印證了，愛滋可以不是帶來關係的斷裂，而是關係的強化與延續。

撰文者簡介

阿嘎

本名曾柏嘉，熱線愛滋小組義工，社會學徒，喜歡打球、看狗狗、聽故事。關心愛滋議題，自二〇一〇年參與小組以來，認同愛滋議題即社會正義議題的理念。

1 小草當時就醫的年代，治療指引為：CD4數值在350以下，醫生才會建議感染者開始服藥。二〇一六年五月之後的治療指引，改為「確診後即開始服藥」（CD4為觀察免疫力的指標數值，和免疫力高低有正相關）。

2 「西門町愛滋針頭扎人」是被轉傳多年的網路謠言。傳說在台北西門町街頭，有人會拿著沾過感染者血液的針頭，在街上對陌生人隨意刺人攻擊，被愛滋毒針刺到的人會感染愛滋。這謠言所說的內容不是事實，違背愛滋的基本常識。HIV病毒暴露在空氣中很短的時間內就會死亡，就算是真的沾過感染者血液的針頭，上面的血液量極少，病毒很快就會因暴露在空氣中而死亡。

3 「愛滋罐頭」也是被轉傳多年的謠言。傳說來自泰國的食品罐頭被人惡意滴下感染者血液，變成會讓人感染的愛滋罐頭。這個謠言內容充滿錯誤，違反愛滋基本常識，罐頭製作過程會經過高溫處理，HIV病毒不可能存活。十多年前這一則網路謠言開始盛傳時，還驚動泰國貿易經濟辦事處（台北）在官網公告澄清。多年後這則網路謠言還被加油添醋繼續轉傳，宣稱消息來自某國立大學某研究所教授，經查證該研究所並無該姓氏的教授。

14 感染者照顧機構社工阿良的故事

沒想到服務感染者會遇到這麼多困難

撰文／喀飛
訪談／喀飛、江蘊生
訪談日期／二〇一九年九月十七日
初稿／二〇二〇年四月二十四日
完稿／二〇二二年六月二十九日

有一次，阿良服務機構的個案呼吸困難，情況緊急，救護車來了，搬運過程中救護員循例問阿良，個案有什麼疾病，他告知：「有C肝」。他想讓救護員了解，這是一個有血液傳染疾病的個案。救護員只說了聲：「喔！C肝。」就沒有其他反應。人送到急診室後，不知道是誰告訴救護員，個案是感染者。救護員知道後，開始和阿良大吵，指責為什麼隱瞞，萬一被個案口水噴到，會害他要追蹤三個月。

救護員和護理師堅持口水會傳染

阿良告訴救護員，口水不會傳染愛滋。他們吵架的聲音很大，急診室護理師聽到就說：「口水會傳染啊！」護理師還叫阿良回去再好好了解愛滋。「我那時候很震驚，沒辦法想像，怎麼救護員和在場的護理師竟然認為口水會傳染愛滋！而且這件事，還是發生在一家愛滋指定醫院[1]！」

可以理解阿良當下的震驚。在介紹愛滋基本常識的時候，一定會從「HIV病毒會透過血液和特定體液傳染」開始談，而「口水不會傳染」是必然會提到的基本觀念。沒想到這樣基本到不能再基本的常識，到了醫療現場，卻變成還要解釋的事，甚至還被質疑觀念有問題。

作為一個愛滋安置機構的社工，阿良每天相處、服務的對象都是感染者，而且是需要入住機構的一群感染者。阿良遇到的荒謬場景，反映的是社會上對愛滋基本認識匱乏的現況，理應具備專業知識的第一線醫護人員如此，更遑論非醫護專業的社會大眾。而這種因為缺乏正確知識而帶來對愛滋的擔心甚至懼怕，卻常出現在阿良的工作日常，包括常要互動的其他機構人員。

感染者遭排斥貼標籤，超乎想像

阿良的本行學的是公衛，他曾經到另一個愛滋機構實習。「那是我認識愛滋的開始，去實習才知道有這麼一個疾病。國中以前在花蓮、高中以後到了北部念書，都沒接觸過，對愛滋完全不認識。」後來修社工學分的時候，老師是機構的工作人員，而有機會進行機構參訪，因此認識了現在工作的單位。找工作時聽說他們缺人，就成為他的第一份工作。

阿良過去實習時聽過機構人員的演講，當時所認識、接觸的愛滋很「正向」，沒想到後來真的服務感染者時會遇到這麼多困難。他回憶剛進機構開始工作時，「心想就跟一般工作一樣，反正就是做安置、做服務，好像沒什麼特別的，覺得應該都是跟其他人一樣。他也很納悶，為什麼這個工作沒人要做。」對照後來所面對的愛滋處境，阿良說，「有一點沒有辦法想像，感染者會遭遇到這麼多的排斥，有這麼多的標籤貼在他們身上。」

阿良的回顧，聽起來好像誤闖叢林的小白兔，後來遇到的事，複雜且棘手。之所以麻煩，講到底就是因為和「愛滋」這疾病有關！

職訓單位指責未告知感染身分

一九八〇年代，愛滋在人類社會出現時，曾奪走許多性命。當時的醫學對這個新興疾病所知有限，醫生束手無策。那個年代感染愛滋等於宣判死刑，只有眼睜睜看著死亡逼近。這幅恐怖景象，深深烙印在人們心中。四十年後，醫學對這疾病已經有更多認識，雞尾酒療法在一九九六年出現後，感染愛滋不再是絕症，不斷被研發出來的各種藥物讓感染者延長壽命。對現代醫學而言，愛滋早已被視為慢性病——雖然無法治癒，但只要穩定服藥控制，可以維持良好的健康和生活狀況。近年被數個大型研究證實的「U＝U」觀念，更是進展到只要感染者規律服藥半年以上而測不到病毒，將不具傳染力。

然而昔日官方的公衛教育太「成功」，九〇年代在衛生署長張博雅[2]堅持「只有傳達愛滋的可怕，人們才不會輕忽疾病的威脅」的衛教理念下，「恐怖」、「悲慘」、「致命」的刻板印象在人們心底長了根，還發芽茁壯叢生。至於怎麼傳染、怎麼預防的基本知識卻被巨大的恐懼擠壓、漠視而取代，更不用說日新月異的治療新知。

阿良服務機構的一位個案去外面參加職訓時，留了機構電話，職訓老師發現那是愛滋照顧機構的電話，打來機構問當事人是不是感染者，還質問：「他是愛滋感染者就一定要講，怎麼可以不講？不講，班上的人不是很危險嗎？」聽到阿良說這段感染者的遭遇，讓人覺得這情節並不「陌生」：任教國小的感染者教師遭黑函檢舉，從校方到家長都要他離開教育現場，怕學生被他傳染；國防大學感染者學生在校方知道他感染後，百般阻撓他在校內的正常活動，最後找了藉口把他退學。

新房東不想租，煽動廠商恐懼心理

阿良指出，服務的機構作為短暫收留的中途機構，卻在業務上面臨許多難題和挑戰。現在的處所，產權轉移後，新房東很不想再續租，礙於租約有公證，租期還有好幾年，趕人站不住腳，卻放話嗆聲「有的是辦法」。後來使出小手段，刻意告訴幫機構處理垃圾的環保公司，「這是收留愛滋感染者的單位，他們沒有告訴你們，這樣子收垃圾會不會有問題？」環保公司聽到就打電話來問，「你們裡面有愛滋感染者嗎？我們這樣收垃圾，司機會不會被感染？」

此外，還到公部門投訴告狀，社會局因為有合作經驗，沒有刻意刁難。勞動部則是跑來勞檢，因為排班人力問題而被裁罰。阿良說：「需要的照顧人力十五人，可是台灣籍員工僅八人，就是無法補滿。」機構變通的方式是訓練住民的家屬、伴侶或是短期被安置的住民，彌補人力不足。阿良承認，「確實我們在找（符合法規條件的）照服人員就很困難。照顧一個感染者，對一般人都不容易，何況是跟一群感染者一起相處。」

法規限制造成的困境是機構的一大難題，因而遲遲無法取得合法機構的資格，只看表面現狀的人或許疑惑，「那為什麼不努力改善符合法規呢？」不只是聘人困難，機構找地方極為不易。一來因為住民經常要就診，不能離醫院太遠，二來很難找到願意租給機構的房東。阿良苦笑說：「要租給一個都是照顧愛滋感染者的地方，房東真的是心臟要非常大。」

機構要照顧、安置各種無處可去的感染者，但就是無法在現行規定下取得「合法」，活生生就是一幅台灣對愛滋與感染者偏見和排擠圖像的再現。而在這樣機構工作的阿良，每天要與愛滋汙名纏鬥。機構因為被認為「未合法」帶來的實務困難和荒謬，如果不是透過親身經歷的阿良描述，真的很難想像！

周旋公部門，為住民爭補助

會住到機構的感染者朋友，都是有安置需求的人。有人長期臥病在床，有人無家可歸，生病和貧窮經常伴隨而生。有些人因為身體狀況無法工作，有些人則是長期被拒絕而陷入經濟困境。作為一個連結資源的社工而言，阿良扮演的就是想辦法為個案向社會局申請補助的角色。台灣的社福制度，「低收入戶」或「殘障手冊」常是能否申請補助的「資格」門檻，阿良服務的個案不一定符合。活不下去但是不具備低收入戶資格、因病陷入困境卻沒有殘障手冊，面對卡在社會角落的個案困境，阿良經過多年的挑戰，被訓練出和公部門周旋折衝、拐彎變通的本事。

即使具備低收入戶資格，地方社會局會以戶籍和居住，決定是否屬於管轄／補助對象，使得住機構卻不在戶籍地的個案申請補助困難。問題是，台灣除了這裡，幾乎找不到可以、願意安置感染者朋友的地方。

「籍在人不在，是低收最常被拒絕的原因。就是：人在台北市生活，但是戶籍地在老家，可能是嘉義、台南，就算今天生病，沒法工作，還是沒有辦法申請到低收的補助，除非他搬回到戶籍地。」遇到這種狀況，阿良通常會跟社會局說：「就是你們的縣市沒有可以安置愛滋感染者的地方，所以他才要住在我們這邊。」

說來諷刺，阿良最後讓承辦人員破例、幫個案拿到補助，是這句話——「你就兩個選擇，要嘛就是第一，我把他送回去（你們縣市），你們自己幫他找安置機構。不然就是第二，給個案低收補助。」看似霸氣「嗆聲」，背後卻是愛滋／感染者議題被特殊化，讓承辦人覺得棘手，害怕面對，逼得阿良在無奈下急中生智的最後應對方式。

殯儀館拒為感染亡者化妝，請官府糾正

雖然時代已經遠離八〇年代「愛滋＝死亡」的慘況，愛滋的死亡威脅早已大幅降低，感染者普遍壽命延長，平均年歲接近一般人，但前提是：受到好的照顧、有機會得到治療，生活不會因為這個疾病而阻礙他們使用醫療資源。用白話進一步來講就是，

生老病死本來就是人生必經，遇到生病需要就醫時，或是失能需要入住安置機構，不該有人因為感染者身分而被差別對待、被拒於門外。

阿良曾經接到某個專為弱勢民眾處理後事的功德會電話，責怪為什麼一開始轉介單上未告知亡者是感染者。對方認為，人都死了，還有什麼隱私可言，為何要隱瞞？然而，在阿良的觀念裡，他相信亡者的隱私也是重要的，所以認為不需要全部的人都知道，因為轉介單可能很多人都會看到，故認為僅需要告知接送亡者的處理人員即可，沒想到事後行政人員得知此事，卻來電責罵。

他回憶剛到機構時，當時二殯（第二殯儀館）是不幫過世的感染者化妝、淨身大體，逼得只好聯繫主管的疾管局（疾管署前身），動用公部門去函公文糾正這種不合理的差別待遇，現在終於有所改變。

阿良身為第一線社工，接觸的也是其他單位的工作者，社會上對愛滋觀念的落伍，反映在他工作上的遭遇。他指出，每每遇到承辦人員認為這個不能做、那個不能做，只能找上公部門出面給一個官方說法，讓對方相信為感染者處理大體沒有被感染的疑慮，感染者大體也不再有「需要當日火化」的規定。避開說破嘴對方也不相信，阿良學會「轉一個彎、繞一大圈」的方式，讓事情最終能得到合理、順利的處理。他可能會告知感染者家屬，公部門已經證明感染者過世後沒有傳染疑慮，為了避免遭到拒絕、不友善對待、加價等情況，不如就直接不要說了。

個案換機構，遭綑綁限制行動

立案條件的種種限制與困難，阿良服務的機構被認定是短期安置的「中途」機構。也因此，就算已有長期豐富的照顧經驗和能力，主管機關要求把安置性質不符定位的個案轉出。談起這件事，阿良一改受訪時總是「樂觀」回應各種挑戰的語氣，露出無奈的神情。

有位個案有精神方面疾病，但是和其他人相處沒有太大問題。在阿良的機構時，他的行動並未受到限制，有時候還帶他去參加病友合唱團。後來被要求轉出，原本想把他轉到精神療養院，可是對方不收，最後到了護理之家。「我們去探視過，告訴照顧他的人要注意什麼。那個機構不能接受他自由走來走去，竟然變成二十四小時限制他行動，不是綁在床上就是綁在輪椅上。」不到三年，傳出他過世的消息。阿良想起某次探視個案時，護理之家的護理長對他說的一句話：「個案回到你們機構可能對他比較好。」回憶這件事的時候，阿良充滿遺憾與惋惜。那個說不清楚、擔心他到處走動的理由，竟然是顧慮碰到其他人會有感染愛滋的危險！

聽到這故事，訪談對話停頓了幾秒。儘管感染者被歧視的事，對我們來說並不陌生，但這時刻，還是對發生這樣的事情感到無比震驚。一個感染者的生命就這樣殞落，奪走他生存的不是人人以為可怕的ＨＩＶ病毒，而是照顧者對這疾病深沉的恐懼。

即使挑戰不斷，離職還要回來

訪談時，才知道阿良剛從機構離開，到親戚經營的偏鄉兒童機構任職。「以後我還是想要回來。」聽阿良講了這麼多在機構工作所面對的難題和挑戰，這麼辛苦的工作，別人可能早就想「逃走」，為什麼他卻有還想回來的念頭？「其實我也不知道為什麼想回來，可能是已經滿認同這個價值了。」他想了一下才進一步說：「我去的協會雖然是很小的單位，但是兒少單位較容易受社會關注，資源取得容易。原服務的機構做的事有它的意義在，也確實沒有人做，較少資源，沒有資源的單位比較吸引我。」阿良沒說什麼冠冕堂皇的理由，講得輕描淡寫，卻讓人感覺到他作為一個社工，助人工作者的價值彷彿已經貼在他心底。

在教會長大，首次懷疑牧師

訪談時得知阿良來自一個三代基督徒的家庭，更讓人好奇，這個背景對他有什麼影響。我們訪談時是在同婚公投後一年，二〇一八年底那場為了反同婚而挑起的公投戰火，讓同志與感染者深受其害，反同教會挾鉅額資金，公投前排山倒海刊播電視廣告，用不實黑資料攻擊同志、攻擊愛滋感染者，投票結果彷彿是在同志和愛滋社群插入一把利刃，留下巨大創傷。

阿良從阿嬤那一代開始，親近的家人和大家族裡都是基督徒，家族成員還有人是傳道者。等於從小就在教會長大，阿良後來卻在一個照顧感染者的職場工作，公投戰火讓他原本熟悉的世界有了改變。

「同婚公投對我最大的改變就是（重新看待）教會吧！覺得世界崩壞，從來沒有想過教會怎麼會變這樣子，這麼激進、不理性地反對（同婚）這件事。我從小在長老教會長大，我們家旁邊有貴格會，我後來到貴格會。貴格會很不友善啊，牧師在台上說，跨性別是人獸交啊。蛤?!我就醒了。不然就是禱告過程會說什麼救治家庭啊、希望什麼（同性戀）退散啊，就是護家盟會說的東西，我後來就不去了。」

阿良本來覺得，教會這個他從小去的地方，牧師講的話應該都是對的，沒想到遇到同志或愛滋議題，讓他發現，原來牧師講的不一定是對的。

「愛滋或是藥癮、同志這些東西，確實不是大家很能夠理解，但你要真的去理解、認識之後，才能做一些評論或討論。你要攻擊、要反對，至少講個對的東西嘛，怎麼可以在台上講一些明明就是錯的東西。」

反駁護家盟謊言，家族成戰場

從教會出走，生活裡還是避免不了和反同基督徒短兵相接。公投期間，有家族成員熱中於幫反同陣營「拉票」，家人間為此辯論、起爭執，「我試著跟他們解釋，我說的他們都沒辦法反駁我啊，但還是一直在講護家盟那一套。」他形容當時家裡好像「戰場」，有時甚至爭論到撕破臉。

機構常有宗教團體來探訪，也包括具有反同立場的教會。阿良沒有因為他們是來服務「做愛心」而對立場迥異的議題避而不談。他利用這個機會，努力傳達愛滋的正確知識。「我沒有辦法去改變他們反對同志婚姻，我只能跟他們說，（愛滋）疾病是這個樣子，它（會不會傳染）其實並沒有分什麼性別。」

〈後記〉

和阿良聊起反同公投與反同教會，完全不在我們原本訪談計畫的大綱裡，但卻是他整個訪談中最義憤填膺、情緒起伏最明顯的一段。彷彿在那個當中，有些事情碰觸到他的底線，也是他最在意的。究竟他是在意和自己一樣的基督徒，怎麼可以做出違背上帝愛世人的慈悲？還是在意他長期工作、服務的愛滋感染者，怎麼會被不實的謊言汙衊至此？是哪個答案，好像也不重要了。清楚呈現在我們面前的，是阿良那種自然流露、忍不住要為自己所相信的價值說出心底話的無懼。也許這就是他心裡還想著，有一天還要回到原機構的最大理由吧。

撰文者簡介

喀飛

見本書第94頁，〈不想被看見脆弱——傳訊告白與告知〉撰文者簡介。

---

1 在台灣，不是每家醫院都提供愛滋感染者治療，必須到指定的醫院。根據衛福部疾病管制署（CDC）官網公告，至民國一一一年五月，全台灣有八十三家醫院和三家診所為愛滋指定治療的醫事單位。

2 衛生署是衛福部前身，張博雅在一九九〇年六月二日至一九九七年八月三十一日擔任署長，是歷來擔任署長最久的一位。當時她主張「威嚇式」的愛滋公衛教育，甚至公開形容愛滋是一種「活得難堪、死得難看」的疾病。當時強力宣傳之下，過了二十年，在許多民眾心中仍留下「愛滋很恐怖」的深刻印象。

15 感染者前男友阿光的故事
愛滋不是傳說，也不是鬼

撰文／阿嘎
訪談／阿波、阿嘎
訪談日期／二〇一九年三月二十七日
完稿／二〇二二年七月七日

假如，此刻愛滋正威脅著你的生命，你會想跟誰說話談心？或者假如，一位久未聯絡的前任伴侶突然打電話給你，跟你說他感染了愛滋，你會如何反應？阿光跟我們分享了他陪伴前男友阿澤經歷愛滋病危的故事，而這個陪伴，起於阿光接到一通阿澤打來的越洋電話。

一通越洋電話帶來的驚嚇

阿澤是阿光的第一任男友，他們交往過五年，最後雙方因為生活圈不同而決定分手。雖然分手之後少有密切往來，但兩人仍偶爾會互相聯繫和打招呼。在分手兩年半之後，有一天，阿光忽然接到阿澤從澳洲打來的電話，他回憶道：「電話中，他跟我說，他感染了愛滋、發燒，還有卡波西氏肉瘤。我很驚訝，想說怎麼可能！而且當時我還不知道卡波西氏肉瘤是什麼。」阿光被這通前男友突如其來、也是告知愛滋病情的電話嚇到難以置信。他接著說：「但是，這通電話之後，他就消失了，我打了很多次電話都聯絡不上他。」

阿光因為很擔心阿澤的身體狀況，卻又聯絡不到遠在澳洲的阿澤，便決定打電話去他雲林老家詢問消息。與阿澤還是伴侶時，阿光曾以室友身分去過他雲林的家，阿澤的媽媽知道阿光是兒子的室友。阿光打電話去，試探性地詢問阿澤的媽媽：「阿姨，阿澤最近過得如何？」阿澤媽媽回答：「他出國了，去澳洲旅遊。」阿光又問：「喔，那最近有他的消息嗎？」阿澤媽媽回答：「他最近都沒有聯絡耶。」阿光放不下心，只好請阿澤媽媽留言：「我有事情找他，若他打電話回來，請他聯絡我。」阿光雖然焦急地在找阿澤，但由於阿澤媽媽不知道阿澤病情，只能努力不表露擔憂的情緒。「那一陣子，我很驚慌。」

阿光聽說阿澤的一位友人會在澳洲跟他碰面，但是他不知道這位友人是誰，因此，也試圖在臉書上找尋這位友人。好不容易，阿光在臉書上找到了這位阿澤友人，並聯絡上他。然而，這位友人說，他原本跟阿澤相約見面，但阿澤並未赴約，且失去聯繫。這個消息讓原本以為找尋一事露出曙光的阿光，再次受到打擊。

接病危通知，從醫院哭著回家

終於，幾週之後，阿光聯絡上阿澤，當時他在澳洲的醫院。回想當時他的身體狀況，阿光仍一臉驚恐：「他發病了嘛，免疫力大爆炸，就是很低，很驚人地低！」澳洲的醫院給予阿澤強力的治療，並讓他住院休養一段時間，直到他的身體狀況足以坐飛機回台灣。澳洲與台灣的醫療單位共同安排了緊急醫療專機，救護車一路護送上專機，抵台再由救護車送進台北的醫院。阿澤之所以沒有回雲林，而是在台北住院，是因為他不知道如何開口跟家人說自己感染愛滋，而且他也沒有向家人出櫃自己是男同志，他只跟家人說自己感冒，在台北住院。

阿光趕到醫院探視返台的阿澤。見到時，阿光再次感到驚嚇。他說：「我整個嚇到，他怎麼整個人完全不一樣了！他以前是體育教練嘛，身材很壯，現在瘦到一個不行，下半身水腫，腳這麼粗。但我又覺得，還好他已經回來了，終於回來了，我放下心裡的擔子。」看到重病的阿澤回到台灣，阿光鬆了一口氣。這段期間，阿光也從網路、愛滋民間團體和友人身上，大量地查詢、學習許多愛滋相關知識，例如免疫力指數和卡波西氏肉瘤。他對阿澤健康狀況的擔憂與關心可見一斑。

但是，兩週後病情急轉直下。憂心的阿光每天都去醫院探視，早上上班前先去一趟，下午下班後再去一趟。阿光回憶道：「他整個人都不一樣，身形、神態都不一樣，我覺得很害怕。」某個早上，醫師發出病危通知，並請阿光聯繫阿澤的父母前來醫院。當天下午，阿澤轉進加護病房。翌日，阿澤的父母來到了醫院。轉進加護病房後，阿澤病情未有起色，免疫力極低，有多重伺機性感染。某個晚上，醫師告知阿澤的父母，他可能會離開人世，詢問他們是否要簽署放棄急救同意書。

阿光非常難過。「那幾天，我每天晚上去醫院看他，然後哭著回家。我不能接受，怎麼生命這麼脆弱。那幾個禮拜，每天都看他這樣一直往下走，走到最邊緣、最谷底，走到我覺得，明天去醫院，就是等著說掰掰，這種感覺。」

神奇的是，醫院使用了澳洲醫院所用治療方式後，阿澤逐漸脫離險境，挽回了性命。加護病房躺了一個多月，阿澤醒來時問：「我躺了三天嗎？」阿光好氣又好笑地回答：「三你個大頭鬼，你躺一個多月了！」看到阿澤醒來，阿光再次鬆了一口氣。雖然阿澤離開加護病房時瘦到變「皮包骨」，且出院後仍要定期回醫院做後續治療，但他復元的狀況不錯，身形也逐漸恢復。當時持續陪伴阿澤回診的阿光說，醫護人員看到阿澤逐漸康復，都非常開心。相信這也是阿光自己的心情。

照顧吃喝拉撒，父母看在眼裡

之前，當阿光與阿澤還是伴侶時，與阿澤父母並不熟。一來是因為阿澤並未讓父母知道他的同志身分。之前去雲林找阿澤時，他必須住旅館，不能住阿澤家。當阿澤父母去他們合租、有兩房的房子時，兩人還必須扮演室友，演出各住一間的戲碼，掩飾平時同住一房的事實。另一個不熟的原因是語言，阿澤父母習慣講台語，但是阿光聽不懂台語。

阿澤住進加護病房一事，卻意外地拉近了阿光與阿澤家人的關係。因為加護病房的探病有時間限制，阿澤父母與哥哥來醫院後，必須與阿光一起安排進加護病房探望的時間。有時候，阿澤父母先進病房，再由阿澤的哥哥和阿光一起；有時候，阿澤的媽媽和阿光一起進病房。他們相約在病房外等候，等候時也會聊天互動。阿光說：「那段時間，我跟他家人聊得很好，我們感情也特別好，他媽媽很喜歡我。即使到現在，我都還是會去他們家。」

這段時間的互動，讓阿澤家人更認識愛滋。阿光提到，他當時從家裡帶了一些餐具和器皿去醫院給阿澤使用，阿澤使用後，他家人覺得這些器皿有傳染的危險，很害怕，想要把它們丟掉。這時，阿光向他們說明愛滋傳染途徑等知識後，阿澤家人對愛滋大幅改觀。「現在他們家裡對愛滋都沒有問題，」阿光說。

阿澤家人看到阿光在一旁照顧大小事，他們心中或多或少明白兒子與阿光的關係。阿光說：「他住院那時候，我可能真的太明顯了吧，哪有人什麼大小事都在幫忙弄，幾乎是照顧他吃喝拉撒，他爸媽也沒多說什麼，我們可能就這樣出櫃了。」在他們的故事裡，並非藉由語言告知出櫃，而是藉由阿光和阿澤的互動行為展現。

阿澤的父母如何看待兒子是男同志？阿光說：「我覺得，他爸媽好像已經覺得這件事情不這麼重要。那時候真的就是在生死關頭，他全部的指數都是最差的狀態，就是那種今天不處理，明天就會死掉。他爸媽眼前要擔心、面對的就是兒子會死掉，至於兒子是不是同志，以及是不是得什麼奇怪的病，變得沒有那麼重要了。我跟他家人一起經歷的，是我們生命裡很震撼、很重要的一件事情。」

本以為愛滋像鬼，聽過卻沒看過

因為阿澤，阿光與愛滋的關係改變了。他原本覺得，愛滋遠在天邊，他說：「即便在（男同志）圈子裡，很多人都避諱談這件事情，或很害怕。我第一次知道（阿澤感染）時，當然很震驚！我原本覺得這個東西離我太遙遠，它像一個傳說，像鬼一樣，常常聽到，但根本沒看過。」然而，在陪伴與照顧的過程中，阿光認識到，愛滋並不是「傳說」，也不是「鬼」。「我希望更多人知道：若遇到了，先不要恐慌，要有正確知識去面對它。」這是他想傳達給讀者的訊息。

對阿光而言，陪伴與照顧並不是單向的，而是雙向的。在阿澤重病的那段時間，阿光與第二任男友剛分手不久，情緒十分低落。阿澤後來知道這件事，問阿光：「如果你當時沒有分手，會來陪我嗎？」阿光坦言，若他當時有男友，或許無法像這樣全心全意投入照顧阿澤，但他也跟阿澤說：「可是，我覺得並不是我來陪你，我反而覺得是你幫我走過分手這件事情，讓我將重心轉移到你身上。」對於當時情緒低落的阿光，照顧生病的阿澤也是在照顧自己，或者說，兩人互相照顧。「我們雖然沒有（愛情）火花，比較像家人，但情感上，我知道這個人在我的生命中很重要。」阿光這樣描述他跟阿澤的關係。

目前，阿光在台北工作，阿澤住台中，兩人沒有特別常聯繫。即便如此，兩人仍然視彼此為家人。阿光說：「我後來的感情不順，生活也有很多不開心。我常想，要不要乾脆搬去台中跟他一起住？或者想說，等我們老了、退休了，可以一起住，這樣互相照顧，很好。」停了一下，阿光繼續說：「他也會說，要在台中買一棟房子，一個房間給我住。我就說好啊。我覺得就是互相（陪伴照顧），我也很感謝他。」一起走過愛滋重病和坎坷感情的兩人，如今更加重視彼此的情誼。

〈後記〉

訪談中，阿光也提到，他曾經有幾位感情的對象都碰巧是愛滋感染者，因為有陪伴阿澤的經驗在先，愛滋並沒有阻隔他與對象之間的關係。但是阿光感嘆，在日常生活中，這些對象往往須將自己偽裝成非愛滋感染者，這是因為社會還不夠友善。

撰文者簡介

阿嘎

詳見本書第269頁，〈感染不是你的錯〉撰文者簡介。

16 感染者配偶賽門的故事

人才是生活的主角，而非病毒

撰文／阿嘎

訪談／阿嘎、杜思誠（小杜）

訪談／二〇二二年六月五日、

二〇二二年七月十一日

完稿／二〇二二年七月二十日

在我們約訪的電話那頭，不時傳來嬰兒的嘻笑聲音。賽門的太太小蘭不久前才順利生產，近日搬離月子中心。賽門和太太小蘭開始面對小孩所帶來的生活變動。一個豔陽高照的下午，難得有一點空閒，小蘭陪著賽門跟我們分享作為愛滋感染狀態相異伴侶——小蘭是感染者，賽門不是——的故事。

她被我的冷靜嚇到

賽門是一位來自歐洲的男性。六年前，他在朋友的聚會中認識小蘭。幾個月後，賽門與小蘭希望發展長期親密關係。某個晚上，兩人大吵了一架，此時，小蘭突然告訴賽門自己的感染身分，讓賽門嚇了一跳。

「當時我們吵很兇，吵到快要分手。」賽門笑著回憶。小蘭在一旁補充：「他當時甚至說出一些希望我們繼續走下去的真心話，我就覺得我不能不跟他講（我的愛滋感染狀態）。我那時已經準備好，講了可能就會結束關係，但是不講的話，我不知道我們的關係如何繼續。」賽門後來才知道，小蘭覺得告知感染狀態是發展長期親密關係的重要一步。

雖然小蘭的告知讓賽門嚇了一跳，賽門的反應卻很冷靜，只是淡淡地說：「謝謝妳讓我知道，其實妳可以早一點讓我知道。」他之所以這麼說，是因為他不認為愛滋會影響兩人的親密關係。我們追問賽門，為何他當時反應冷靜，他說：「在一九八〇、九〇年代，當愛滋疫情肆虐歐洲時，我早已見識過這個疾病的威力，對它有許多認識，身邊也有親友感染，因此沒有特別的恐懼或排斥。」

賽門事後才知道，關於告知，小蘭曾經有十分不好的經驗。認識賽門前，小蘭告訴某任男友她感染愛滋，那位男友不僅反應激烈，甚至在未經同意的情況下，還將小蘭的感染狀態告訴其他人。「因此，她當晚跟我講的時候很緊張，抱著『豁出去』的心情，但我的（冷靜）反應也讓她嚇到。」賽門打趣地說。

當晚，賽門除了得知小蘭感染，也從小蘭的說明理解了「愛滋病毒量測不到即不會傳染」（U＝U）的觀念，以及小蘭早已穩定服藥的狀況。兩人決定一起去醫院找小蘭的個案管理師，讓賽門做愛滋篩檢。「雖然決定要篩檢，當時，她並不擔心傳染給我，我也沒有特別擔心感染。」賽門說。「他只是害怕抽血。」小蘭在一旁挖苦他。

隔日，兩人一起去了醫院。由於賽門害怕抽血，貼心的個管師改用手指扎針方式篩檢。賽門、小蘭與個管師聊了一會兒，並確認賽門的篩檢結果是陰性。「這位個管師很專業且很友善，讓我對小蘭的健康狀況感到很安心。」這是賽門對小蘭個管師的印象。

COVID-19 疫情意外解除曝光焦慮

過去，賽門和小蘭未有生小孩的計畫，他們多使用保險套從事性行為。去年，在台灣長輩的壓力下，他們決定不施行避孕。很快地，小蘭就自然懷孕了。會不會擔心自然受孕過程傳染愛滋病毒呢？他們說，不會，因為他們了解，病毒量測不到即不會傳染。也因為兩人英文都很好，他們會自行閱讀國外網站，充實愛滋相關知識。

不過得知懷孕後，兩人擔心的是小孩是否可能受感染。小蘭先打給個管師，她要小蘭不用太擔心。夫妻倆仍不放心，持續上網搜尋醫學資訊。個管師知道後，以醫學檢驗數值和醫學資訊，試著安撫夫妻倆。賽門回憶：「當時，她跟我們說，母子健康狀況都在掌握之中，沒有問題。」個管師也介紹了婦產科醫師讓夫妻倆進行愛滋相關諮詢，醫師也說不需太擔心。

由於小蘭的父母並不知道她的感染者身分，賽門說，他和小蘭都非常擔心因為生產而造成小蘭的感染者身分曝光。「醫院裡，她的床頭貼著『小心感染』字樣，來看她的醫護人員也穿防護衣、戴手套，若她家人來探視，我們要怎麼解釋？」小蘭跟著說：「還有，我生的小孩要住隔離病房、不能探視，我也不能餵母乳，這些都很難跟家人解釋。」碰巧的是，小蘭生產期間恰好是台灣新冠肺炎疫情較嚴重時刻，醫院不開放探病，小蘭的家人無法進醫院，免除了小蘭感染者身分曝光的風險。

另外，夫妻倆也擔心，若月子中心知道小蘭的感染者身分，可能拒絕小蘭和小孩入住。入住月子中心前，小蘭向個管師詢問月子中心是否會對客人進行愛滋篩檢，個管師告知原則上不會驗ＨＩＶ，才讓他們稍微放心。此外，為避免感染風險，小孩出生後一個多月須服用抗病毒藥物，由於月子中心並不知情，夫妻只能瞞著月子中心，自行悄悄地餵小孩吃藥。

其實，生產後，還發生了一段有驚無險的小插曲。小孩出生後，做了各種檢驗，愛滋病毒抗體的檢驗時間較快，母子出院前，已經有檢驗結果，呈現陽性，這讓賽門和小蘭以為小孩感染了愛滋。母子出院後，小孩的愛滋病毒量檢驗結果才出爐，確認未受到感染，夫妻倆才鬆了一口氣[1]。

愛滋以更好的方式改變我們

「我覺得我們靠得更近了。」賽門被問到愛滋是否改變他和小蘭的關係時，他這樣回答。「愛滋改變了我們的關係，卻是以更好的方式在改變；我們彼此更加互相信任。」

被問及愛滋是否改變他和小蘭的互動，賽門想了很久，終於想到兩件事：他每天會在服藥時間，提醒小蘭服藥；他也會陪小蘭到感染科回診看醫生。「但若她只是要抽血，我就不會跟她去醫院，因為我很怕看到血。」賽門笑著說。六年來，服藥、回診，成為他們夫妻倆一起面對愛滋的例行日常生活，讓他們靠得更近。

「希望更多人知道，我們是可以與愛滋共同生活的。現在已經是二十一世紀，我們有的是與疾病共存的知識和方法，跟疾病有關的各種汙名和禁忌必須被改變。」

〈後記〉

訪談中，賽門也提到，在他們夫妻倆的生活中，愛滋的存在感往往是很低的。「要不是你們找我們訪談，我們幾乎沒在想（愛滋）這件事，它就像是不存在。」「即使她每天吃藥，吃藥也不過是占二十四小時中的一分鐘。」「要不是因為 COVID 要打疫苗，我們幾乎忘了它（愛滋）的存在。」「就像所有伴侶一樣，我們會因為各種原因而吵架，但是，愛滋從來不是我們吵架的原因。」賽門和小蘭的故事再次告訴我們：人，而非病毒，才是生活的主角。

撰文者簡介

阿嘎

詳見本書第269頁，〈感染不是你的錯〉撰文者簡介。

1 一般愛滋篩檢都是測抗體，準確度不錯但偶爾也會有偽陽性（意即結果為陽性，代表有感染，但實際上受試者並沒有被愛滋病毒感染）；而病毒量是更為準確的檢測方法，而且還可以監測藥物治療是否有效控制病毒。

【附錄】

愛滋相關機構及服務項目

組織	電話	地址	網站與 Email	服務內容
露德協會	台北辦公室 02-2371-1406	台北市中山北路一段2號2樓203室	網站： https://www.lourdes.org.tw/ Email： lourdes@ms42.hinet.net	提供感染者朋友綜合性服務。包含：同儕陪伴、個案生活重建與支持團體（親友、感染者），整理並提供許多與感染者生活有關實用資訊或小單張，投入愛滋宣導教育及反歧視。 網站提供中文新聞、新知、藥物、各式小手冊、感染者資源、相關活動資訊等。
	台中辦公室 04-2229-5550	台中市綠川東街32號12樓之11		
	花東辦公室 03-835-7776	花蓮市建中街35巷7號		

愛滋感染者權益促進會	行政電話：02-2556-1383 諮詢電話：02-25505963（週一至週五，13:30~17:00）	台北市承德路一段48號2樓	網站：https://praatw.org/ Email：service@praatw.org	國內第一個由愛滋感染者和家屬、朋友及認同人權的社會人士發起的非營利互助團體。投入愛滋平權運動。提供愛滋諮詢服務、愛滋感染者權益受損事件處理、醫院與監所訪視、愛滋平權倡導與推廣、推動愛滋感染者除罪化，以及愛滋法規分析與政策監督。提供外籍感染者藥物需求協助，雙北牙科友善資源（與同志諮詢熱線合作）。
台灣關愛之家協會	02-2239-3809	台北市興隆路三段247號1樓	網站：https://www.hhat.org/index Email：harmonyhome2003@yahoo.com.tw	感染者收容照護、心理諮商輔導、用藥諮詢、感染者就業輔導、庇護工場、關愛諮詢熱線、教育宣導、中途收容（感染者、落難外籍人士、海外愛滋病人／遺孤）。

台灣關愛基金會	02-2738-9600	台北市昆陽街152巷12弄3號1樓	網站：https://www.twhhf.org/ Email：twhhf@twhhf.org	感染者照顧、校園愛滋防治宣導、非本國籍兒童照顧、落難外籍人士協助。 附設高雄關愛家園、南港關愛之子家園（服務對象為0～12歲幼兒）。
台灣同志諮詢熱線協會	【台北總會】 諮詢專線： 02-2392-1970 （週一四五六日，19:00~22:00） 行政電話： 02-2392-1969 【南部辦公室】 行政電話： 07-281-1265	【台北總會】 台北市羅斯福路二段70號12樓 【南部辦公室】 高雄市中山二路472號12樓之7	網站：https://hotline.org.tw/ Email：hotline@hotline.org.tw	台灣第一個全國性的同志組織，提供同志社群各種服務，並舉辦相關主題講座、podcast節目。 愛滋服務包含：愛滋性病電話諮詢、同志性教育性文化講座、愛滋梅毒匿名篩檢、愛滋去汙名人權關注行動、監督公共政策等。建置爽歪歪網站，進行男同志性愉悅與性教育。出版《性愛達人男同志性愉悅手冊》。

紅絲帶基金會	02-2559-2059	台北市南京西路410號8樓	網站：https://www.taiwanaids.org.tw	愛滋與性病防治服務（校園與社區教育宣導、電話與線上諮詢、愛滋與梅毒匿篩、初篩疑似HIV陽性醫療陪伴、專業知能培訓等）、藥癮服務（社區與宮廟陣頭藥癮防制宣導、專業人員知能培訓、藥愛自助團體等）、多元性別健康促進服務（紅樓部屋、風城部屋與諸羅部屋同志健康服務中心、電話與線上諮詢、性別平等教育推廣等）。
臺灣感染誌協會	無	無	網站：https://hiv-story.org/ Email：weichichen@hiv-story.org	長期透過作者團體，邀愛滋感染者書寫生命故事與愛滋報導，透過數位平台發布愛滋內容，促進社會了解愛滋感染者減低歧視與汙名，舉辦多元的愛滋藝術活動與講座。

台灣新滋識同盟	0905-139-669	無	網站：https://knowhiv.org/ Email：heart@knowhiv.org	由一線愛滋工作者組成，以Facebook、PTT等平台，提供即時、可靠的性行為風險諮詢，舉行學習工作坊、酒吧變裝秀、愛滋移動篩檢、交友軟體合作等方式，減少社會大眾對HIV的歧視標籤。
愛慈社會福利基金會	02-2370-3579	台北市公園路20巷14號4樓	網站：https://www.aidscare.org.tw/ Email：mercyh@ms42.hinet.net	0～2歲愛滋寶寶安置、生活與護理照顧、愛滋兒少安置、生活輔導、心理支持與培力、電話諮詢、教育宣導、婦女篩檢。

台灣預防醫學學會	02-2392-0010	台北市羅斯福路二段70號9樓之4	網站：https://www.facebook.com/hopeworksohp Email：gavin19760303@yahoo.com.tw	希望工作坊：電話諮詢、匿名篩檢、志工培訓、教育宣導、公益活動。
			網站：https://www.facebook.com/QrRainbow Email：rainbowqueer520@gmail.com	彩虹酷兒健康文化中心：電話／面談諮詢、匿名篩檢、不定期講座與課程、心理諮詢輔導、衛教宣導。

台灣誼光協會	無	無	https://www.facebook.com/lofaa1996/	愛滋新聞與資訊分享。
台灣你不是一個人實踐協會	無	無	網站：https://www.weasone.org/ Email：weasoneassociation@gmail.com Facebook：https://www.facebook.com/weasone.tw	HIV衛教與社會教育、愛滋除罪倡議、權益申訴、線上諮詢服務、資源清單。
台灣愛滋病學會	02-2361-6135、02-2312-3456分機66575	台北市常德街1號景福館B1	網站：http://www.aids-care.org.tw/ Email：aidscenter6575@gmail.com	協助政府推行：愛滋病防治、普及愛滋病知識、對愛滋病罹患者之聯繫及追蹤、辦理其他性病之預防。 罹患愛滋病者救助、促進社會重視愛滋病、推動愛滋病之學術研究。

台灣愛滋病護理學會	會務專線： 0912-401-951	台北市林森北路413號6樓之1	網站： http://www.tananurse.org.tw Email： napf.tana@gmail.com	推動愛滋病護理學術及研究活動、培養愛滋病專業護理人員、提供護理專業資訊、出版愛滋病護理相關之專業書刊。促進國內外愛滋病護理學術團體、臨床醫療團體及民間組織之聯繫、交流及合作。配合政府機關推行愛滋病防治相關宣導。
台北市立聯合醫院昆明防治中心	02-2370-3739	台北市昆明街100號	網站： https://tpech.gov.taipei/mp109231/	性病與愛滋諮詢、匿名篩檢（院內與外展）、門診（一般內科／性病、愛滋、成癮防治、愛滋牙科）、領取全國醫療服務卡、教育宣導、毒防轉介、保護扶助、結核病防治、毒品防治、愛滋防治。

中華民國台灣懷愛協會	04-2473-0022 分機 11722	台中市南區建國北路1段110號研究大樓13樓	網站：http://w3.csmu.edu.tw/~aidscare/ Email：careaids@mail2000.com.tw	位於台中，但提供全台服務。適合各領域的愛滋、性病與性別課程之教育宣導。愛滋與性病免費匿名篩檢服務，檢驗結果陽性反應者之諮詢與諮商。就醫檢驗是否為愛滋確診者之就醫諮詢、陪診。青少年愛滋確診者兵役諮詢及協助辦理免役。感染者家屬及其親友諮詢、訪視與輔導諮商。
台灣基地協會	04-2233-3252	台中市雙十路二段82號	網站：https://www.gdi.org.tw/	台中的同志社區中心。至校園、社區進行同志議題宣導。提供心理諮商、社工服務、愛滋篩檢等服務。辦理各種知識、聯誼性質活動，促進中部地區同志身心健康。

台灣愛之希望協會	07-5368855 分機 20	高雄市前鎮區新光路13號3樓	網站：http://www.taiwanlovehope.org/ Email：lovehope0904@gmail.com	HIV感染者陪伴就診與訪視，電話／網路／面訪諮詢（HIV相關資訊解答、情緒支持等）。藥愛復元社會工作服務、辦理宣導及研習課程、與指定診所／藥局社區醫療服務、匿名篩檢服務（陽光酷兒中心、南方彩虹街6號）、推廣外展服務及衛教宣導、愛滋活動相關連署。
台灣世界愛滋快樂聯盟	08-7786950	屏東縣內埔鄉學人路257號	網站：http://www.hiv.org.tw/ Email：twhahiv20070825@gmail.com	個案服務、快速篩檢、安置家園、針具交換站販賣機、職業媒合、家庭關懷、衛教諮詢、法律諮詢、福利諮詢藥癮防治、弱勢家庭關照、刊物出版、酒藥癮社會復歸團體彙整、醫療議題倡導。

HÉROS 未來空間	07-536-8855	高雄市前鎮區新光路13號	網站：https://www.facebook.com/herosfuture Email：herokhh8f@gmail.com	以「人」為本，讓自己「會好」的一站式整合中心，開創台灣新一世代醫療創新服務的前瞻者。 1～3樓分別有藥物諮詢／慢箋領藥服務、性別友善社區診所的醫療服務，愛之希望協會HIV／物質濫用的社工服務。

★疾管署愛滋匿篩地圖、同志健康社區中心清單：https://ppt.cc/frtclx

國家圖書館出版品預行編目（CIP）資料

愛人的樣子：愛滋感染者伴侶親友訪談故事集 /
台灣同志諮詢熱線協會著 . -- 初版 . -- 臺北市 :
大塊文化出版股份有限公司 , 2022.10
面 ;　公分 . -- (mark ; 175)
ISBN 978-626-7206-25-6 (平裝)

1.CST: 愛滋病　2.CST: 通俗作品

415.238　　111016107